神经外科医生的
手绘开颅术图谱

徐桂兴 著

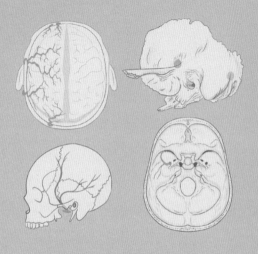

化学工业出版社
·北京·

图书在版编目 (CIP) 数据

神经外科医生的手绘开颅术图谱 / 徐桂兴著.
北京：化学工业出版社，2025.4. -- ISBN 978-7-122-47408-7

I. R651.1-64

中国国家版本馆CIP数据核字第2025FS1267号

责任编辑：赵玉欣　王新辉
责任校对：王　静　　　　　　　装帧设计：尹琳琳

出版发行：化学工业出版社（北京市东城区青年湖南街13号　邮政编码100011）
印　　装：北京瑞禾彩色印刷有限公司
710mm×1000mm　1/16　印张14　字数189千字　2025年5月北京第1版第1次印刷

购书咨询：010-64518888　　　　　售后服务：010-64518899
网　　址：http://www.cip.com.cn
凡购买本书，如有缺损质量问题，本社销售中心负责调换。

定　　价：128.00元　　　　　　　　　　　　　　　版权所有　违者必究

前言

神经外科，是针对脑、脊髓及其支持结构病变进行治疗的临床外科亚专科，治疗方式涵盖了开颅术、钻孔术等传统手术方式以及微创和介入手术，其中开颅术是神经外科医生的"看家本领"，完成一台岩斜区或枕大孔区肿瘤切除术这样的"高难度"手术（4级手术），可作为努力的方向。然而，实际临床工作中，85%以上是"简单"的手术（1~3级手术），让这些手术创伤小一些、出血少一些、并发症低一些，是神经外科医师的基本功要求。

要把"简单"的手术做好，需从两个方面出发。首先是"核心理念"，如幕上幕下、以颅骨换空间和"倒金字塔通道"等，理解这些操作理念是把手术做好的前提。其次是"通用技术"，如"蛋壳化""去血供化"和"包膜内操作"等，学会这些通用性的操作技术是把手术做好的基础。本书将"核心理念"和"通用技术"，与神经外科手术相关的"阅片、解剖、画瓣和止血"四个技能结合，从"翼点""颞下"和"乙状窦后"三个经典手术入路予以阐述。翼点入路及改良主要是应对血管，如侧裂静脉和前循环动脉，可解决神经外科约70%的问题；颞下入路及延展（如Kawase入路），可到达"岩斜区"和从幕上做到幕下，完成"高难度"手术；乙状窦后入路及扩展，主要是应对神经，并可实现从幕下做到幕上。

基于以上，可以说这不是一本"正统"的讲手术技术的书，而是一本着重于"可重复"理念和技术的神经外科开颅术工具书，以期助力大家的临床工作。

徐桂兴

目录

第 1 章
神经外科术中解剖

一、骨窗与脑组织的对应关系 002

二、头皮的血供 004
 1.颈内动脉系统 004
 2.颈外动脉系统 004
 3.头皮血管走行的层次 004

三、翼点与脑膜中动脉 007
 1.翼点定位 007
 2.脑膜中动脉走行 007
 3.颧弓的临床应用 007

四、面神经颞支的定位 013

五、冠状缝的定位 013

六、海绵窦 013

七、大脑镰和小脑幕 017

八、星点与拐角 019

九、乳突尖和乳突切迹 019

十、内听道 022

十一、颞骨岩部 024

十二、中颅底和后颅底上的孔裂 026

十三、脑干背面"兔子头"造型 026

第 2 章
基于OM线的颅内病变定位

一、OM线和OM'线的定义 030

二、OM线和OM'线的定位 032

三、基于切线原理画出OM'线 034

四、基于OM'线的颅内病变定位 037

第 3 章
三钉头架与头位

一、三钉头架的使用 042

    1.Mayfield三钉头架的构成及两次扣紧 042

    2.钉子的安放 042

    3.三钉头架安放应避开的结构 042

二、基于三钉头架的头位摆放 046

    1.头"转"向一侧 046

    2.头"抬"高 046

    3.头下"旋" 046

三、基于病变位置的体位选择 049

第 4 章
开颅手术操作理念和技巧

一、开颅手术的"倒金字塔"模式 052

    1.皮(肌)瓣阶段 052

    2.骨窗阶段 052

    3.手术靶区阶段 052

二、基于硬脑膜的操作 055

三、幕上和幕下概念 056

四、开颅手术技巧 058

    1.悬吊硬脑膜 058

    2.利用重力、脑池和脑裂 058

    3."去血供化"技术 058

    4."蛋壳化"技术 058

    5.动力器械的使用 059

    6.硬脑膜缝合和窦损伤修补 059

    7.多角度"掏"技术 059

第 5 章
神经外科开颅手术术式

一、两大经典开颅手术 072

二、幕上开颅术 075

    1.眶上外侧入路 075

    2.扩大翼点入路 075

    3.松果体区的Poppen入路 075

三、幕上–幕下互通手术 085

 1. 颞下入路 085

 2. Kawase 入路（颞下入路+岩前入路） 085

 3. 幕上幕下联合入路 085

四、颅底手术 090

五、幕下开颅术 092

 1. 枕下后正中入路 092

 2. 枕下远外侧入路 092

 3. 乙状窦后入路 092

六、脑动脉瘤开颅夹闭术 095

七、颅骨成形术 097

 1. 钛网覆盖式颅骨缺损成形术 097

 2. PEEK 材料的嵌入式颅骨缺损成形术 097

八、术后引流管类型 099

第 6 章
翼点入路及改良

一、体位和头位 105

 1. 仰卧位和头位 105

 2. 三钉头架放置 105

二、切口设计 107

三、皮（肌）瓣分离 110

 1. 面神经颞支保护措施 110

 2. 颞肌分离 110

 3. 术后颞肌萎缩的原因 111

四、骨瓣形成 114

五、蝶骨嵴磨除 115

 1. 蝶骨嵴分段 115

 2. 蝶骨嵴磨除 115

六、硬脑膜切开 122

七、外侧裂分离 122

 1. 外侧裂静脉的分离 122

 2. 额、颞叶的分离 122

八、手术靶区 126

 1. 外侧裂处视角 126

 2. 视交叉周视角 126

九、翼点入路的改良 134

 1. 去骨瓣减压术 134

 2. 眶颧入路 134

 3. 迷你翼点入路 134

 4. 眶上外侧入路 134

十、关颅 141

第 7 章
颞下入路及扩展

一、体位和头位 146
    1.体位 146
    2.头位 146

二、切口设计 147
    1.直切口 147
    2.U形切口 147
    3."？"形切口 147

三、骨瓣形成 149
    1.钻孔和一期骨瓣形成 149
    2.进一步的骨质切除 149

四、硬脑膜切开 151
    1.Labbe静脉的定位和保护 151
    2.切开硬脑膜 151

五、手术靶区 153
    1.进入颞叶的入路 153
    2.从幕上进入幕下的入路 153
    3.Kawase入路 153
    4.颞下入路的扩展 154

六、关颅 162

第 8 章
乙状窦后入路及扩展

一、乙状窦的相关概念 166

二、体位和头位 168
    1.体位 168
    2.头位 168

三、切口设计 170
    1.术区标志点及意义 170
    2.横窦与乙状窦的体表定位 170
    3.切口线 170

四、皮瓣剥离 175
    1.皮（肌）瓣剥离 175
    2.动静脉定位 175
    3.枕骨显露范围 175

五、骨窗形成 179
    1.关键孔定位 179
    2.进一步磨除 179
    3.第二孔 179
    4.骨窗的大小 180
    5.骨窗的位置 180

六、硬脑膜切开 186

七、手术靶区 188

八、乙状窦后入路的扩展 192

    1.乙状窦后方扩大 192

2.乙状窦前入路 192

3.小脑幕切开 192

九、关颅 197

第 9 章
脑室穿刺及相关

一、额角穿刺 201

    1.常规额角穿刺 201

    2.术中额角穿刺 201

二、三角区穿刺 206

三、体部穿刺 206

四、颞角穿刺 208

五、枕角穿刺 210

六、脑室外引流的后续处理 210

七、脑积水的治疗 212

    1.脑室-腹腔分流术 212

    2.第三脑室底造瘘术 212

八、侧脑室内病变的开颅手术 214

参考文献

第 1 章　神经外科术中解剖

神经解剖是神经外科手术操作的基础，术中的解剖视角与常规的解剖视角有很大的差别。神经外科开颅术中的解剖呈现"窗口"的特点，是从一个"窗口"，由浅入深地显露处于层叠状态的血管、神经、脑组织和骨质等；利用重力移位、器械牵拉脑组织或磨除骨质形成"手术通道"到达手术靶区。熟知各局部的解剖特点和关键结构的走行，有助于手术的有效实施。

一、骨窗与脑组织的对应关系

了解脑的沟、回结构在颅骨上的投影，对于减少手术并发症和进行术中微创干预至关重要（图1-1）。对颅内病变进行开颅手术，并正确识别开颅部位下方的脑组织结构，是成功治疗的关键步骤之一。术中由于脑脊液的流失、脑组织的塌陷和移位，导致识别重要的脑回结构可能并不容易（图1-2）。

图1-1 骨窗与脑组织的对应关系

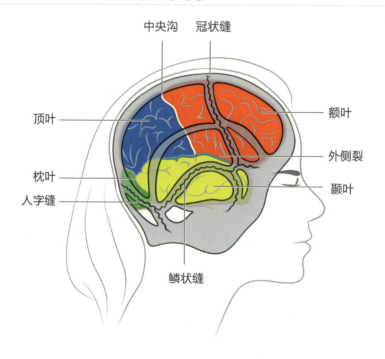

图1-2 基于翼点的外侧裂简易定位

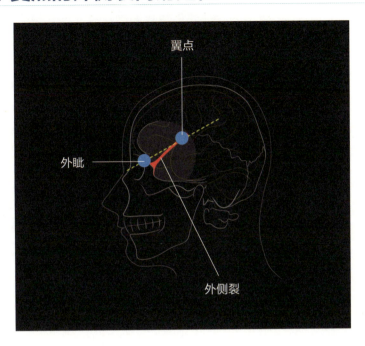

二、头皮的血供

头皮的血供有5组（图1-3）。

1. 颈内动脉系统

（1）滑车上动脉　分布于额部中线区域，是颈内动脉-眼动脉的分支。

（2）眶上动脉　分布于额部两侧，是颈内动脉-眼动脉的最终延伸。

2. 颈外动脉系统

（1）颞浅动脉　供应额头和头顶部的头皮。

（2）枕动脉　供应颈后、上外侧的肌肉、后枕部肌肉和头皮（图1-4）。

（3）耳后动脉　位于耳朵之后，供应耳朵以上和耳后部分的头皮。

3. 头皮血管走行的层次

头皮通常分为五层：皮肤、皮下结缔组织、帽状腱膜、疏松结缔组织和颅骨膜。头皮的供血血管主要位于皮下结缔组织（图1-5）。

图1-3 头皮的血供

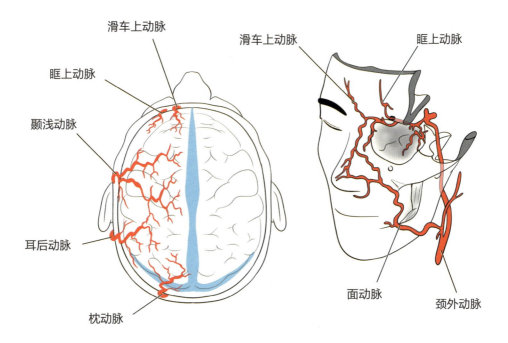

图1-4 乳突切迹与枕动脉沟之间的并行关系

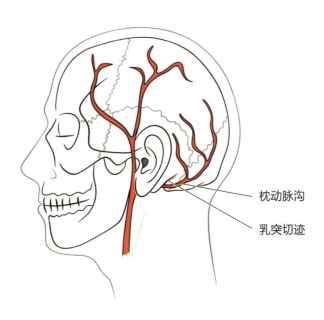

图1-5 头皮层次和术中血管出血处理方式

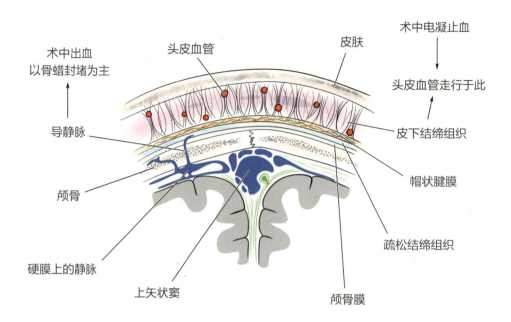

三、翼点与脑膜中动脉

1. 翼点定位

翼点又称"蝶顶点",是神经外科医生最为熟知的解剖点,由蝶骨、顶骨、额骨、颞骨四骨汇合成"H"形缝,但存在变异(图1-6、图1-7)。翼点,位于两眼裂外眦后方约3.5cm、颧弓上缘的中点上4cm处。即一手拇指置于颧骨额突之后,另一手之食、中二指置于颧弓之上,形成的三角则为翼点(图1-8),翼点的内侧有脑膜中动脉前支走行(图1-9)。

2. 脑膜中动脉走行

脑膜中动脉是颈外动脉的终末支,自上颌动脉发出,穿棘孔进入中颅底,分为前、后两支,前支较大,分布于硬脑膜;后支较小,分布于顶骨后部(图1-9)。其前、后支的临床定位有助于手术的实施(图1-10)。来自脑膜中动脉的眶脑膜动脉是翼点入路中蝶骨嵴磨除的标志之一(图1-11),切记脑膜中动脉存在变异情况(图1-12)。

3. 颧弓的临床应用

(1) 颧弓下缘的凹陷对应颧弓上缘的中点(图1-13)。

(2) 颧弓上缘的中点上约4cm处对应翼点(图1-10)。

(3) 颧弓根部是颞下入路的重要骨性标志(图1-14)。

(4) 颧弓在神经外科手术中的应用(图1-15)。

图1-6 翼点为啥叫翼点

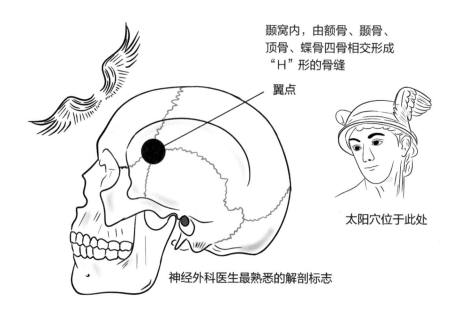

颞窝内，由额骨、颞骨、顶骨、蝶骨四骨相交形成"H"形的骨缝

翼点

太阳穴位于此处

神经外科医生最熟悉的解剖标志

图1-7 翼点的构成及变异类型

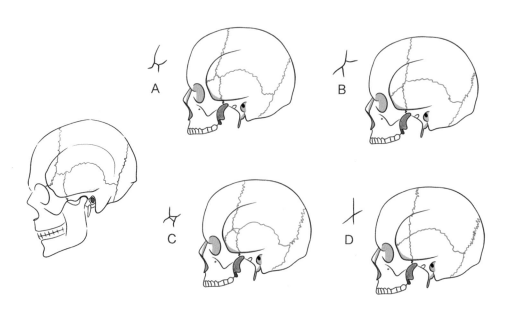

图1-8　翼点的手指定位方法

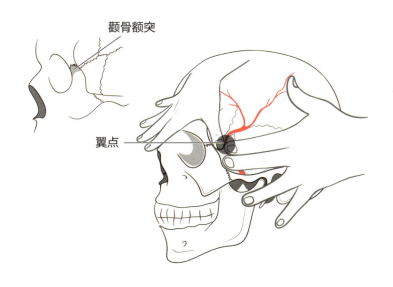

图1-9　颅腔内侧面脑膜中动脉的走行

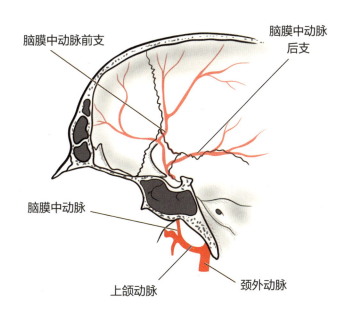

图1-10 脑膜中动脉前、后支的体表定位

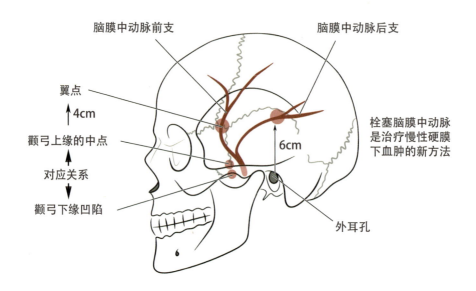

图1-11 脑膜中动脉前支在手术中的应用

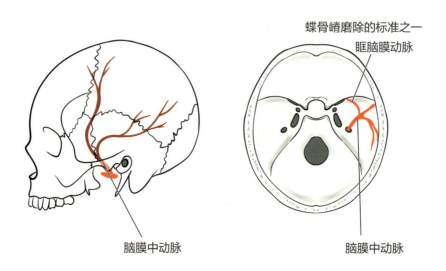

图1-12 脑膜中动脉的变异

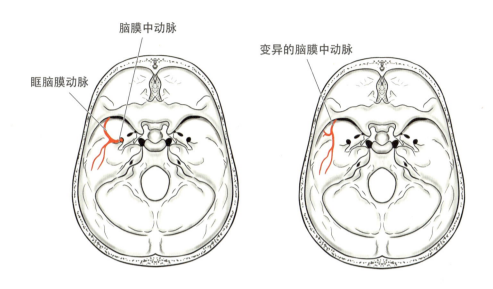

图1-13 颧弓下缘的凹陷对应颧弓上缘的中点

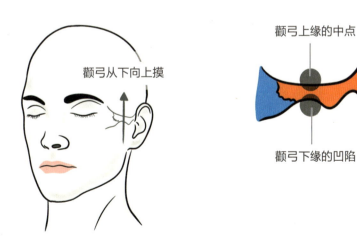

图1-14　颧弓根部是颞下入路的恒定骨性标志

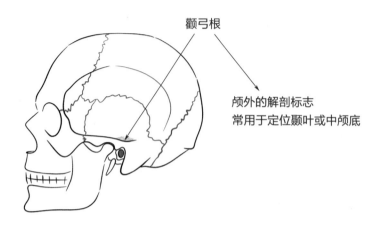

图1-15　颅骨外侧面的凹陷与手术入路

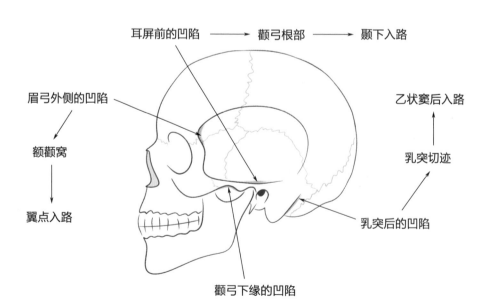

四、面神经颞支的定位

面神经从茎乳孔出颅，经腮腺深、浅叶之间分出颞支、颧支、颊支、下颌缘支及颈支，呈扇形分布于面部，支配表情肌的运动。其中，颞支从腮腺上缘穿出，越过颧弓向上，主要支配额肌，如果该支损伤，会导致同侧额纹消失（图 1-16）。

五、冠状缝的定位

冠状缝位于额骨和顶骨之间，是人体头骨上的重要骨缝。在冠矢点处，向两侧呈弧形或倒"V"字形，逐渐延伸到颞骨的外侧面，参与翼点"H"缝的构成。临床上，经冠矢点定位冠状缝，成人冠矢点位于鼻根上 13cm 处（图 1-17）。

六、海绵窦

海绵窦是位于蝶鞍两侧硬脑膜两层间的不规则的腔隙，左右各一。海绵窦内有许多包有内皮的纤维小梁，将其腔隙分隔成许多相互交通的小腔，状如海绵而得名（图 1-18）。海绵窦内部有许多重要的血管和神经穿行（图 1-19）。翼点入路和颞下入路是进入鞍区和海绵窦区的术式（图 1-20）。

图1-16 术中面神经颞支走行定位

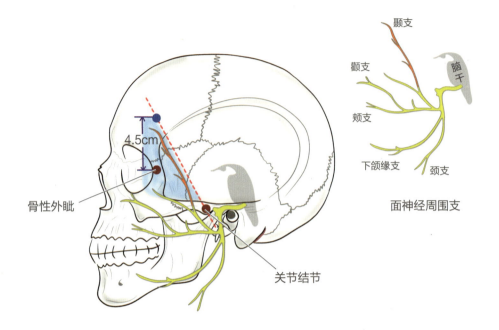

图1-17 冠状缝的临床定位

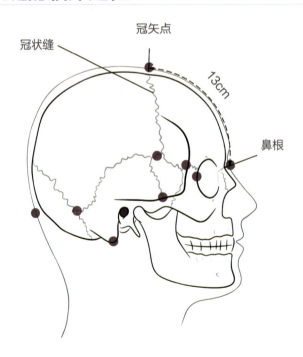

图1-18　海绵窦的精细解剖

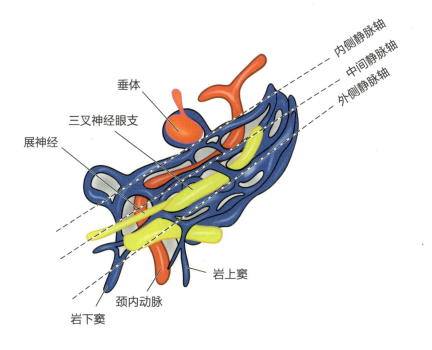

图1-19　海绵窦外侧解剖结构

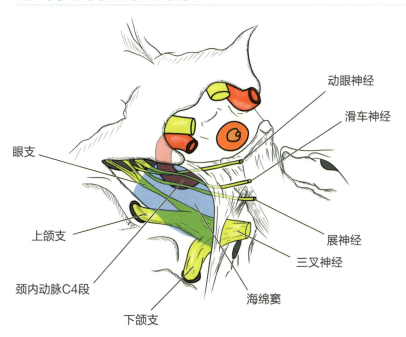

图1-20 海绵窦内穿行的血管和神经

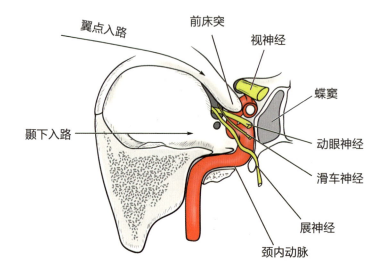

七、大脑镰和小脑幕

(1) 大脑镰　是硬脑膜从颅顶中线向两侧大脑半球之间突入的镰刀形结构。其前端始于鸡冠，后端附于小脑幕（图1-21），下缘游离并环绕于胼胝体上方；在临床上，大脑镰上缘内的上矢状窦分为三部分，其中前1/3损伤一般不会导致严重的回流障碍（图1-22）。

(2) 小脑幕　是由脑膜层硬脑膜帐篷状折叠而成，将颅腔分隔成幕上和幕下两部分。小脑幕，又称为天幕，向外延伸为横窦和岩上窦（图1-21）。小脑幕切迹间隙，是小脑幕切迹缘与中脑之间的区域，以中脑为参照物，分为前、中、后三部分（图1-23）。颞下入路中，从幕上进入幕下，可经切迹间隙或切开小脑幕而完成。

图1-21　小脑幕与颅腔内壁的延伸

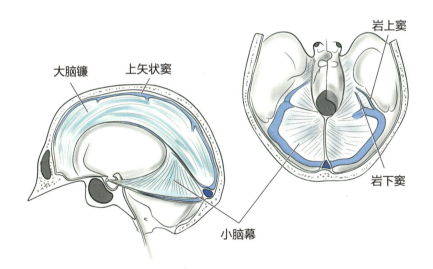

图1-22 上矢状窦的三分法

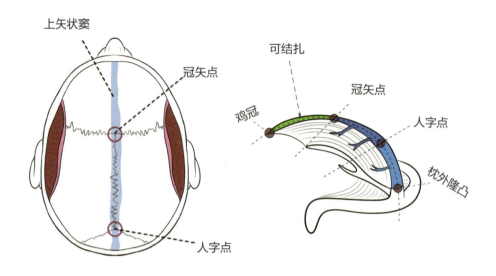

图1-23 以中脑为参照物的小脑幕切迹间隙分部

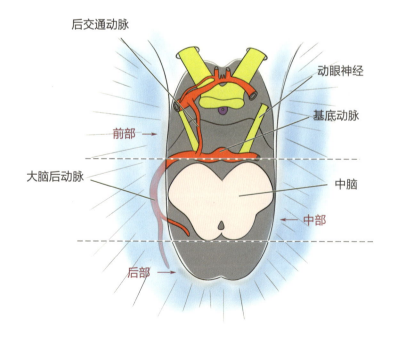

八、星点与拐角

星点位于颅后部两侧,是人字缝、枕乳缝、顶乳缝的交汇点,相当于外耳门上缘与枕外隆凸连线上方1.5cm、外耳道中心点后约3.5cm处。临床上,通过颧弓根部-枕外隆凸连线与乳突切迹线的交点来定位拐角。通常,星点位于横窦-乙状窦拐角的后下方(图1-24)。

九、乳突尖和乳突切迹

在耳廓的后方可摸到明显像小丘状的隆起骨质,骨质的下方为乳突尖(图1-25)。乳突尖后内侧有一深沟,称乳突切迹或二腹肌沟(二腹肌后腹附着于此)(图1-26)。该切迹的后内侧有一浅沟伴行,内有枕动脉走行,称为枕动脉沟(图1-27)。在乙状窦后入路中,乳突切迹是重要的骨性标志(图1-28)。

图1-24 星点与拐角的位置关系

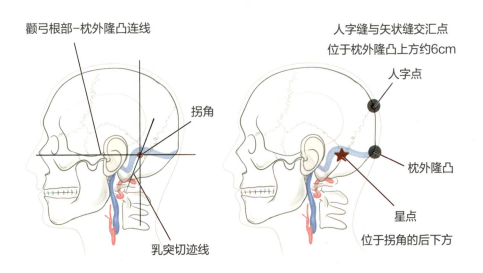

图1-25 乳突尖与寰枕交界区的血管

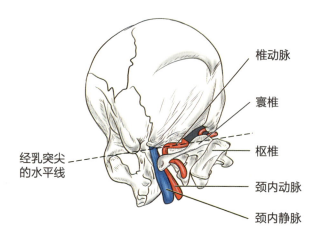

图1-26 颞骨外侧面的重要标志点

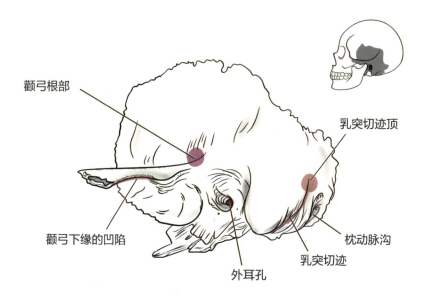

图1-27　乳突切迹与枕动脉沟的位置关系

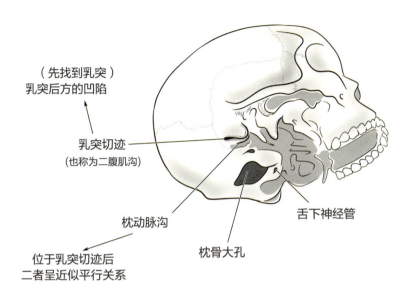

图1-28　乳突切迹在乙状窦后入路中应用

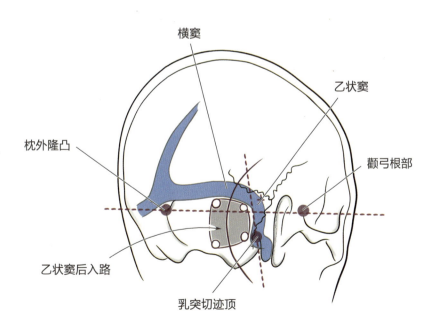

十、内听道

内听道,也就是内耳道,是走行于颞骨内的骨管,内侧开口于脑桥小脑三角位置。面神经和听神经走行在内听道,内听道底有一横位的骨嵴,将内听道底分隔为上、下两部。内听道内和内听道底部的面神经和听神经分布存在一定的规律性(图1-29、图1-30)。

图1-29　面神经与听神经的伴行关系

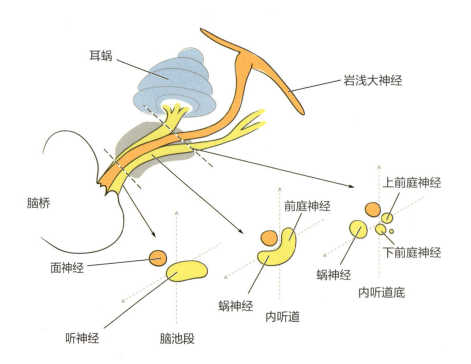

图1-30 **内听道底部神经分布**

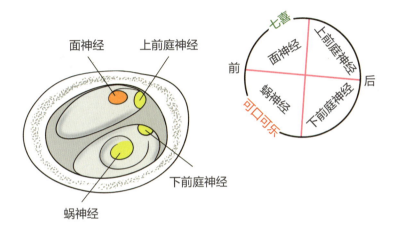

十一、颞骨岩部

颞骨可分为鳞状部、鼓室部、乳突部和岩部,岩部形似一横卧的三棱锥体,位于颅底,嵌于枕骨和蝶骨之间,内藏听觉器官和平衡器官;颞骨岩部有一底、一尖、三个面和三个缘。"底"朝向外,与鳞状部和乳突部相融合;"尖"端粗糙,朝向内、前并微向上,嵌于蝶骨大翼后缘和枕骨底部之间,构成破裂孔的后外界。岩部三个面:前面构成颅中窝的后部,向外与鳞状部的脑面相连;后面为岩上窦、岩下窦和乙状窦围成的三角形骨面(图1-31、图1-32);下面粗糙凹凸不平,组成颅底底面的一部分,有颈内动脉穿行(图1-33)。岩部的三个缘中,上缘最长,有岩上沟走行(内含岩上窦),后缘的内侧段有岩下沟走行(内含岩下窦),后缘的外侧段参与构成颈静脉孔。

图1-31 岩上窦和岩下窦的汇入示意图

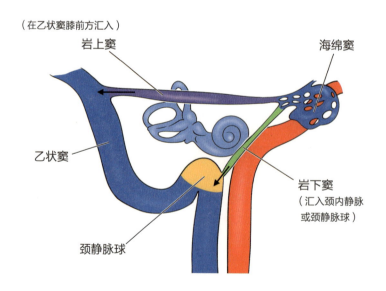

图1-32 颞骨岩部的乙状窦和颈内动脉

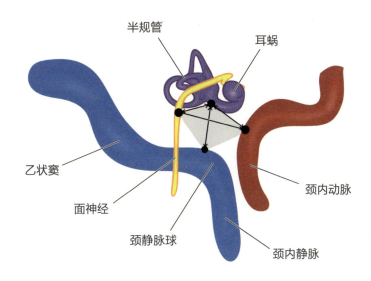

图1-33 颞骨岩部的切面

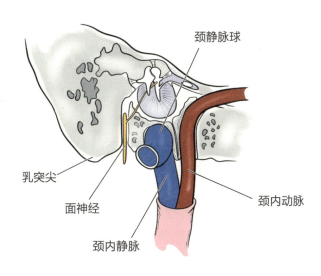

十二、中颅底和后颅底上的孔裂

（1）中颅底上呈"新月线"排列的四联孔（裂）：眶上裂、圆孔、卵圆孔和棘孔；眶上裂外侧缘是翼点入路，蝶骨嵴磨除程度的标志之一，棘孔是颞下入路的标志点之一（图1-34）。

（2）后颅底上的内耳孔、颈静脉孔和舌下神经管，是乙状窦后入路处理脑神经病变的靶区（图1-34、图1-35）。

十三、脑干背面"兔子头"造型

倒置的脑干背面呈"兔子头"造型（图1-36）。

图1-34 中颅底和后颅底的孔裂与手术入路

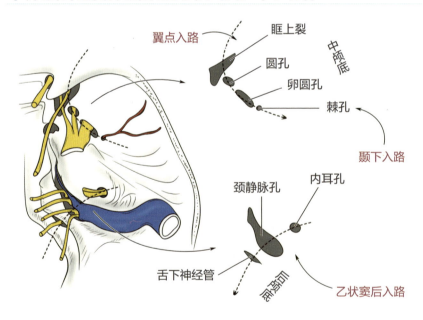

图1-35　后颅底中的颈静脉孔

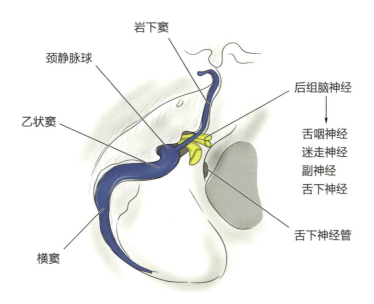

图1-36　脑干背面的"兔子头"造型

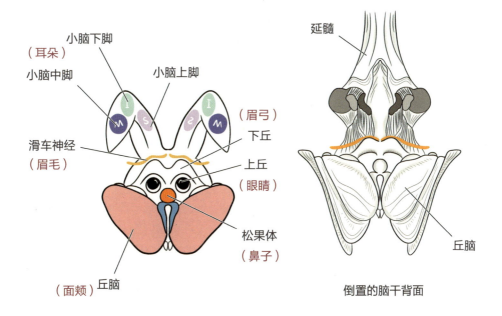

神经外科医生
的
手绘开颅术图谱

第 2 章　基于OM线的颅内病变定位

听眶线（orbitomeatal line，OML），又名眦耳线（canthomeatal line，CML），是眼外眦与外耳孔中点的连线（图2-1）；行头部横断层（轴位）扫描时，多以此线为基线（轴位扫描的基线）。手术前，在患者头部根据OM线进行颅内病变定位，是最基本和常用的方法（图2-2）。

一、OM线和OM'线的定义

准确通过眼外眦点和外耳孔中点的连线，称为OM线；但在实际扫描时，常常并未准确通过这两个点进行扫描，这时的基线称为OM'线（图2-3）。此时，需要进行转化后，再进行颅内病变定位。

图2-1　**什么是OM线**

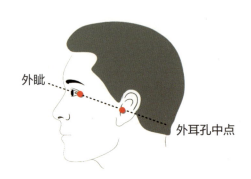

听眶线，简称OM线，是外眦至外耳孔中点的连线

图2-2 不同层次的OM线

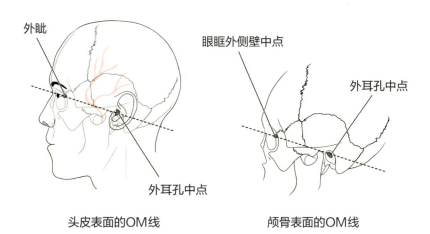

头皮表面的OM线　　　颅骨表面的OM线

图2-3 OM线和OM'线

OM线

头部轴位（水平位）扫描的标准基线

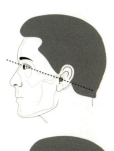

OM'线

头部轴位（水平位）扫描的不标准基线

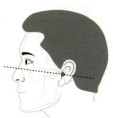

二、OM线和OM'线的定位

基于OM线的头部水平位，外耳孔和晶状体在同一个层面上（图2-4和图2-5）。然而，在临床实际中，常常是基于OM'基线的扫描，外耳孔和晶状体不在同一个层面上，晶状体层面通常高于外耳孔层面（图2-6）。

图2-4 基于OM线的头颅CT扫描

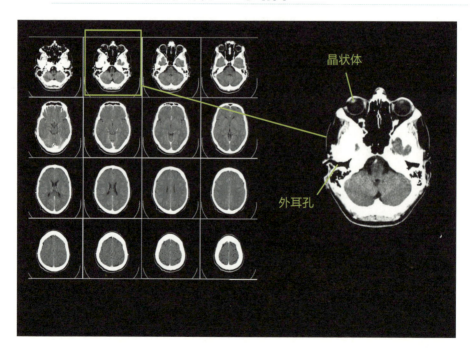

图2-5 头颅CT上的OM线

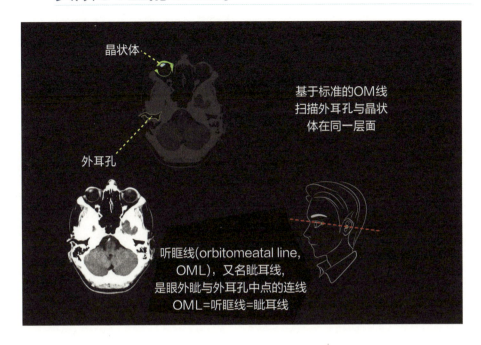

图2-6 临床实践中基于OM'线扫描结果

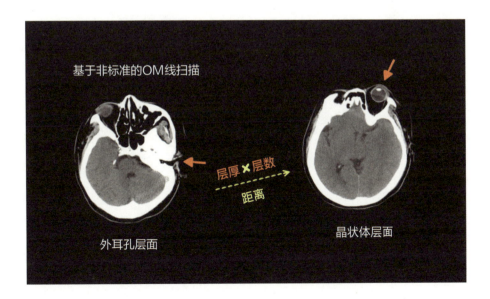

三、基于切线原理画出OM'线

将OM线转化为OM'线是进行颅内病变定位的重要一步，只有按照实际的扫描基线进行颅内定位才准确（图2-7），否则会导致较大的偏差。

① 画出标准的OM线（图2-8）。

② 计算两个层面之间的垂直距离（图2-9）。

③ 以外眦为圆心、以"垂直距离"为半径画圆（图2-10）。

④ 经外耳孔做圆的切线得到OM'线（如2-11）。

图2-7　要依据OM'线进行颅内病变定位

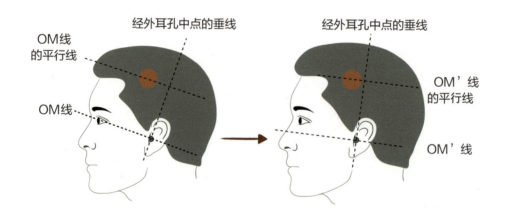

图2-8 经外眦和外耳孔中点画出OM线

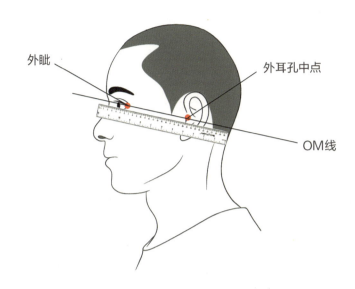

图2-9 计算外耳道层面到晶状体层之间的垂直距离

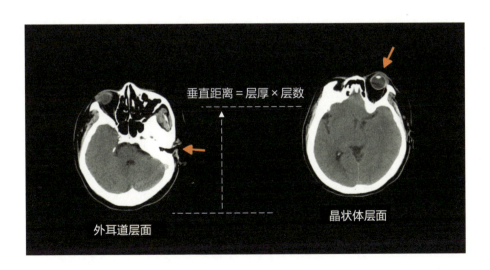

图2-10 以外眦为圆心、以"垂直距离"为半径画圆

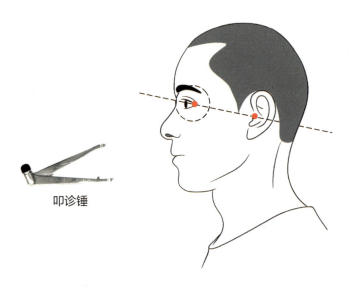

叩诊锤

图2-11 经外耳孔做圆的切线得到OM'线

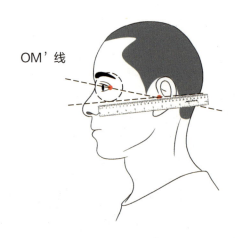

OM'线

四、基于OM'线的颅内病变定位

① 经外耳孔中点做OM'线的垂线,得到两条参考线(图2-12)。

② 定位颅内病变的最大层面(图2-13、图2-14)。

③ 同理定位病变的最高层面和最低层面(图2-15)。

④ 依据定位线画出切口线(图2-16)。

图2-12 经外耳孔做OM'线的垂线

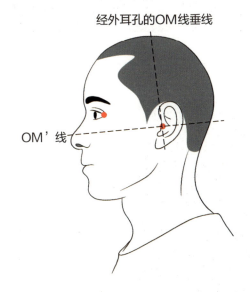

图2-13 定位病变的最大层面

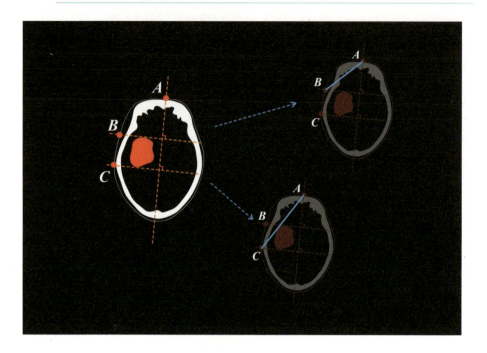

图2-14 定位病变的最大层面的前后界

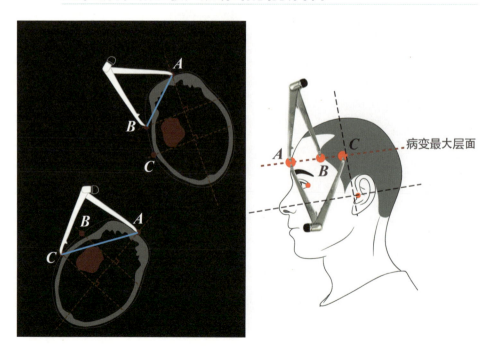

图2-15 **同理确定病变的最高层面和最低层面**

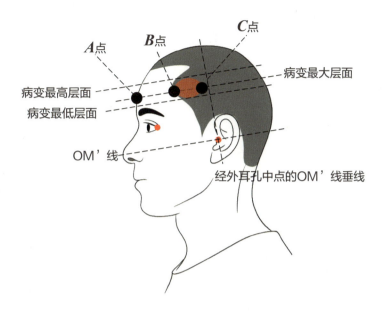

图2-16 **依据定位画出切口线**

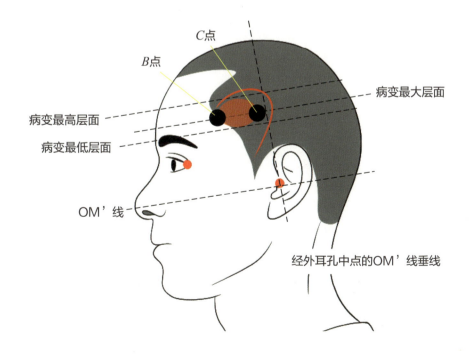

神经外科医生
的
手绘开颅术图谱

第 3 章　三钉头架与头位

目前，神经外科择期开颅手术，大多数是在显微镜下操作。为保障术中头部的稳定性和避免头面部重要结构受压，都会使用头架进行头部固定。头架有多种样式，以三钉头架最为常用。基于头架的头部固定，要考虑到开颅过程中的便利性、进入颅内后术者的视角和患者头部血液回流等因素，头位的摆放还要考虑体位对患者麻醉期间循环和呼吸的影响。

一、三钉头架的使用

以Mayfield三钉头架为例，该头架经受住了时间的检验，其结构的简单性造就了其可靠性。

1. Mayfield三钉头架的构成及两次扣紧

Mayfield三钉头架结构简单，由两个臂（双钉臂和单钉臂）经一个关节连接而成。放置时，先要把双钉臂稳固地放到患者头颅上，然后放置对侧的单钉臂，施加压力行"初步扣紧"（图3-1）。初步扣紧后，再根据年龄进一步扣紧，一般成人60磅力、儿童40磅力（1lbf=4.45N）（图3-2）。

2. 钉子的安放

钉子安放在耳廓最高点上约3cm处，钉子与颅骨面垂直，以保持稳定性（图3-3）。双钉臂与切口相对或位于下方，单钉臂与切口的距离大于5cm，以免影响术中操作和切口缝合（图3-4）。

3. 三钉头架安放应避开的结构

根据头部的解剖结构，应注意避免钉子活动导致固定失败、出血及其他并发症，避免钉在血管、神经、肌肉和窦（额窦、乳突气房和横窦等）上（图3-5）。

图3-1 Mayfield三钉头架示意图

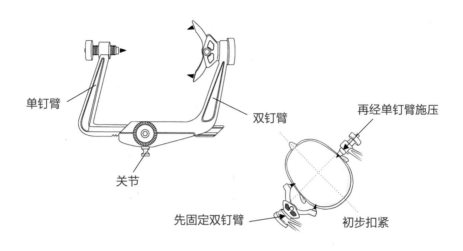

图3-2 Mayfield三钉头架的进一步扣紧

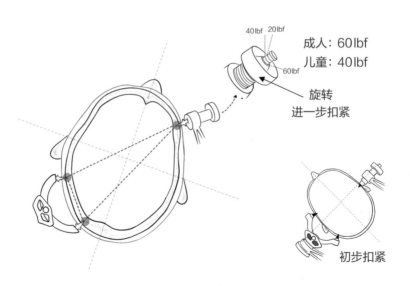

图3-3 钉子的位置与要求

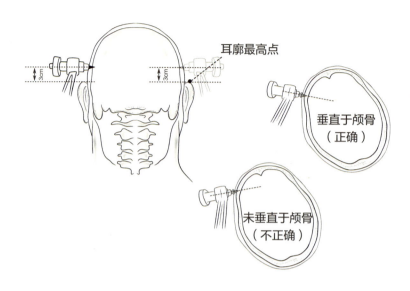

图3-4 钉臂与切口的位置关系

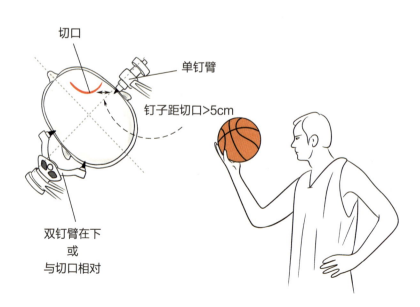

图3-5 **三钉头架安放应避开的结构**

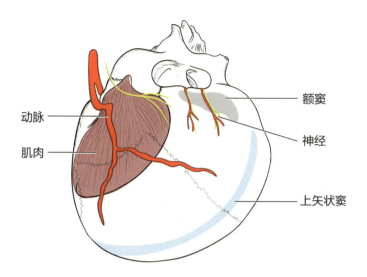

二、基于三钉头架的头位摆放

神经外科术中的头位摆放总结为三要点：转、抬和旋（图3-6）。

1. 头"转"向一侧

总的原则是让术者以"舒适的视角"朝向"手术靶区"，位于大脑凸面或浅部的病变，越靠近中线，旋转的角度越小（图3-7）。位于颅底或脑深部的病变，越靠近中线，则越需要较大的旋转角度。以"翼点入路"为例，位于"中线部位"的病变需要将头"转"向一侧；位于"中线部位"的病变越靠前，旋转的角度越大（图3-8）。颅底手术，依据前、中、后颅底的不同，头位旋转的方式和角度不同（图3-9）。另外，头部转向一侧时，要考虑到颈部的旋转及屈曲，避免气道和静脉回流受阻。

2. 头"抬"高

头转向一侧，配合头位抬高，使手术部位处于高点，易于操作和显露。一般而言，为了一定程度上降低术中静脉压和颅内压，患者头部的位置应高于心脏，但是当患者上半身的高度超过30°时，会增加空气栓塞的危险。

3. 头下"旋"

最大限度地利用重力，使脑组织间自然分离，减少脑组织的牵拉，增加"手术靶区"的显露，以及便于术区出血流出，最常用的是头顶部下旋。

图3-6 神经外科术中头位摆放的三要点

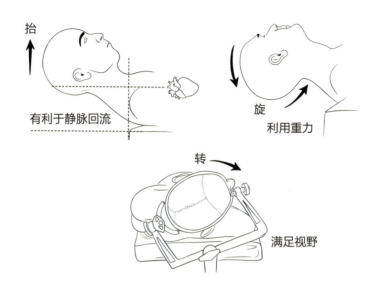

图3-7 神经外科术中头位"转"向一侧的总原则

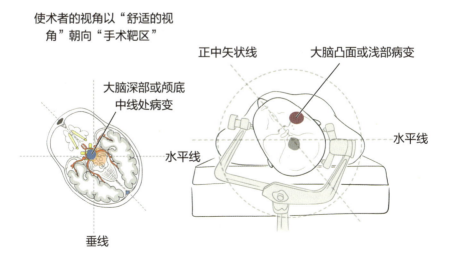

图3-8 翼点入路中头位"转"向一侧的角度与中线处病变的关系

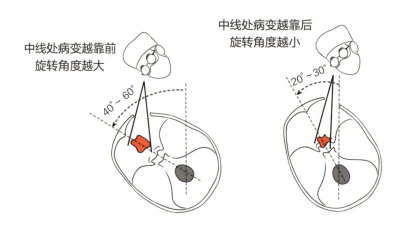

图3-9 三钉头架与颅底手术的安放

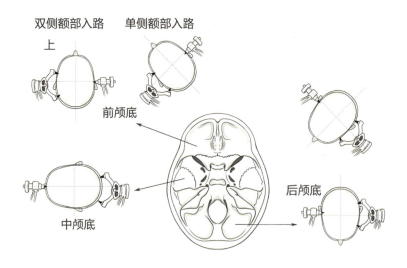

三、基于病变位置的体位选择

病变在颅内的空间位置不同，旋转的体位不同（图3-10、图3-11）。

（1）仰卧位　当病变位于鼻根到顶结节之间时，采用仰卧位。

（2）侧卧位　当病变位于顶结节到枕外隆凸之间时，如靠近中线，采用俯卧位，如远离中线，采用侧卧位。

（3）侧俯卧位或俯卧位　当病变位于枕外隆凸到枕颈交界之间时，采用侧俯卧位或俯卧位。

图3-10　基于病变空间位置的体位选择（一）

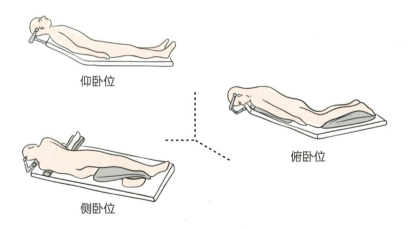

图3-11 基于病变空间位置的体位选择（二）

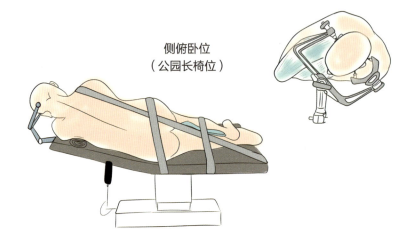

侧俯卧位
（公园长椅位）

第4章 开颅手术操作理念和技巧

针对病变的不同，神经外科手术主要包括清除手术、引流手术、切除手术和介入手术等。清除手术，多为急诊手术，主要针对外伤和脑出血；引流手术，多为限期手术，主要针对脑积水和脑内血肿（如慢性硬脑膜下血肿）；切除手术，多为择期手术，主要是应对颅内占位性病变，如脑肿瘤、蛛网膜囊肿等；介入手术，是针对脑动脉和静脉性病变，如动脉瘤和动静脉畸形，经血管内导管进行栓塞的手术方式，包括急诊手术和择期手术。清除类和切除类手术，都是以"开颅"的形式实施，统称为"开颅手术"，是神经外科最常实施的手术方式。

一、开颅手术的"倒金字塔"模式

神经外科开颅手术分为三个阶段：皮（肌）瓣阶段、骨窗阶段和手术靶区阶段（图4-1）。

1. 皮（肌）瓣阶段

如果将皮肤和肌肉分别进行分离，形成皮瓣和肌肉瓣，多在择期手术中使用，有利于骨窗的显露，但操作慢、有损伤皮神经的风险（如面神经的颞支）；如果将皮肤和肌肉一起分离，形成皮肌瓣，多在急诊手术中使用，操作快，但影响骨窗的显露，可通过适当延长切口来弥补这一缺点。

2. 骨窗阶段

骨窗的形成，是去除骨瓣后的结果。去除骨瓣的过程分为两个阶段：一期骨瓣和二期骨瓣。一期骨瓣经铣刀铣下，二期骨瓣经咬骨钳咬除或磨钻磨除（图4-2、图4-3）。

3. 手术靶区阶段

手术靶区是开颅后主要的操作区域，在这个区域内，处理血肿、肿瘤、血管和脑神经等，如经典的翼点入路主要是应对血管、乙状窦后入路主要是应对脑神经。

图4-1 神经外科开颅术的"倒金字塔"模式

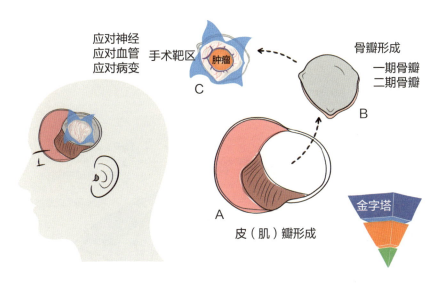

图4-2 急诊去骨瓣减压术中骨瓣形成方式

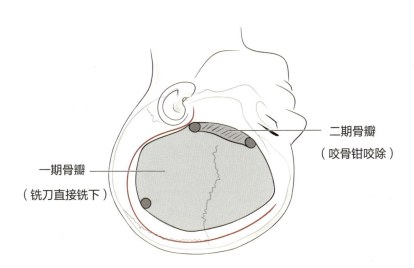

图4-3 择期手术中骨瓣的形成方式

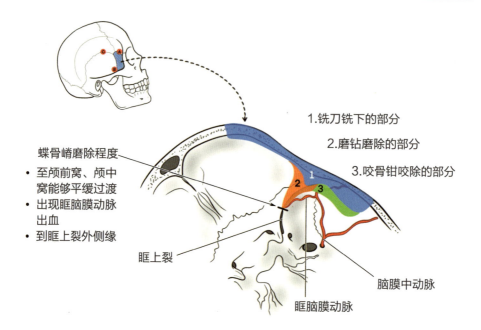

1. 铣刀铣下的部分
2. 磨钻磨除的部分
3. 咬骨钳咬除的部分

蝶骨嵴磨除程度
- 至颅前窝、颅中窝能够平缓过渡
- 出现眶脑膜动脉出血
- 到眶上裂外侧缘

眶上裂

眶脑膜动脉

脑膜中动脉

二、基于硬脑膜的操作

硬脑膜是一层附着于颅骨内表面的坚韧的结缔组织膜,在枕骨大孔与脊髓的硬脊膜相延续。硬脑膜分为内、外两层:外层是颅骨内表面富含血管和神经的骨膜,内层伸入大脑和小脑之间形成分隔与静脉窦。以"硬脑膜"为参照物,开颅手术的操作空间分为:硬脑膜内、硬脑膜外和硬脑膜内、外。在开颅过程中,依据处理的结构不同,选择不同的操作空间;单纯的硬脑膜外或内操作是常用方式,硬脑膜内、外空间联合使用多在颅底近中线处的操作中使用(图4-4)。

图4-4 基于硬脑膜的神经外科手术操作空间

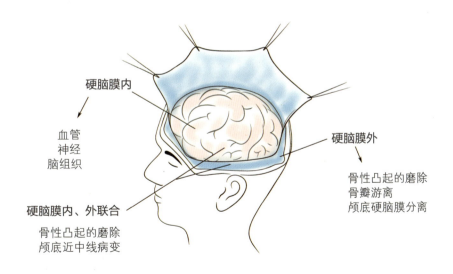

三、幕上和幕下概念

小脑幕是大脑与小脑之间的硬脑膜隔，形似单杆帐篷；是在颞骨岩部（岩上窦）和横窦之间、呈水平位的硬脑膜皱襞，将大脑枕叶和小脑半球隔开。小脑幕由左、右两部合成，两部分别向内上于正中线相遇，并与大脑镰相连。小脑幕的前缘游离，呈切迹状，称为小脑幕切迹。小脑幕切迹的侧缘向前附着于鞍背，形成环形口，套于中脑周围。小脑幕将颅内空间分为两部分：幕上和幕下（图4-5）。以"小脑幕"为参照物，开颅手术分为单纯幕上、单纯幕下、从幕上到幕下（如Kawase入路）和从幕下到幕上（如乙状窦后入路切开小脑幕进入幕上）（图4-6）。

图4-5 基于小脑幕的神经外科手术两个基本操作空间

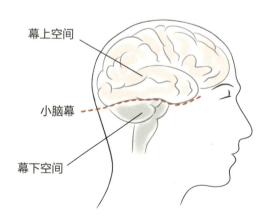

图4-6 基于小脑幕的神经外科手术分类

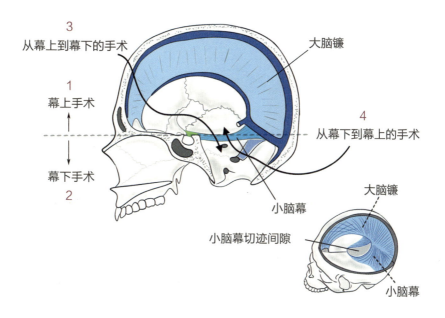

四、开颅手术技巧

1. 悬吊硬脑膜

在开颅术中,硬脑膜悬吊,是为了避免硬脑膜与颅骨内表面剥离,导致硬脑膜外血肿。基于此目的,在择期手术中,在切开前进行硬脑膜悬吊是最佳的选择,但存在损伤硬脑膜下脑组织或导致硬脑膜下出血的风险。可选择在硬脑膜切开后,再行硬脑膜悬吊。悬吊方式首选骨窗边缘打孔悬吊,也可悬吊于骨窗周围的软组织(图4-7)。急诊手术中,多选择在清除颅内病变后(尽快解除脑组织受压是关键),依据脑组织的状态,决定是否行硬脑膜悬吊,如脑组织肿胀明显,尤其是去骨瓣减压术,不用进行硬脑膜悬吊(减少操作,缩短手术时间,避免关颅困难);如脑组织塌陷明显,则行硬脑膜悬吊。择期手术后,骨瓣还纳前,建议打孔悬吊硬脑膜(图4-8)。

2. 利用重力、脑池和脑裂

① 重力是开颅术中的"好帮手",要充分利用。利用重力的方法有两种:术前头位下旋(图4-9)和术中调整手术床(图4-10)。

② 脑池和脑裂是通向脑深部的潜在通道,如外侧裂(图4-11),通过打开蛛网膜、组织间连接,利用机械牵拉和重力,建立手术通道,到达手术靶区(图4-12)。

3. "去血供化"技术

沿病变四周或边界,行电凝对病变行"去血供化"是神经外科开颅手术中处理病变的常规方法(图4-13)。对于某些病变,如神经鞘瘤,为避免损伤周围重要的结构,这种处理在病变的包膜内进行,称为"保功能"操作(图4-14)。

4. "蛋壳化"技术

鸡蛋壳呈片状、薄、脆、易于清除;对位于重要结构上方的颅骨,先进行

"蛋壳化"，再予以移除，可以保障手术的安全实施。最常应用的位置是蝶骨嵴，将蝶骨嵴内部"磨空"，然后用咬骨钳或者持针器咬除即可（图4-15）。

5. 动力器械的使用

① 单手和双手行颅骨钻孔，各有利弊（图4-16）。

② 铣刀形成骨瓣的两种方式（图4-17）：A方式以"弧线"连接各骨孔，可增加骨窗的面积；B方式以"直线"连接各孔，骨窗面积较小；优先选择A形式（图4-18）。

③ 近"窦"的骨瓣形成顺序：见图4-19。

④ 铣刀前进中受阻的三个应对措施：原地掉头、7°前后摇摆和5°左右摇摆（图4-20）。

⑤ 跨窦铣（图4-21）：有争议，不推荐，依据术中实际决定。

6. 硬脑膜缝合和窦损伤修补

① 水密（water-tight）缝合原则：开颅过程中切开的硬脑膜原则上都应进行水密缝合（图4-22）。

② 窦损伤修补：开颅过程中，处理病变或外伤时都存在静脉窦损伤的情况，针对这种损伤，有两种修补方式，根据术中破口的大小和形状进行选择（图4-23）。修补材料首选自身材料，如颞肌和筋膜（图4-24）。

7. 多角度"掏"技术

骨窗形成后，病变全部位于骨窗中心位置，这是最佳状态。但病变邻近重要结构、定位偏差或位于重要结构下方，病变偏离骨窗，此时经骨窗配合牵拉脑组织，实施"掏"的方式，进行病变切除（图4-25）。

图4-7 骨窗边缘打孔悬吊硬脑膜

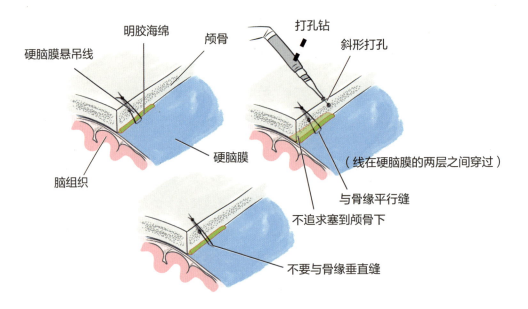

图4-8 关颅过程中骨瓣还纳前留置硬脑膜悬吊线

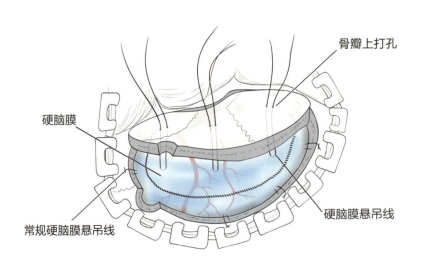

图4-9　**开颅术前头位下旋以利用重力**

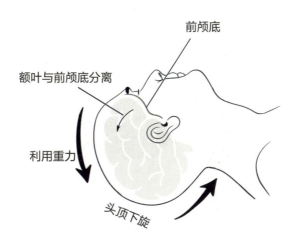

图4-10　**开颅术中利用重力和调整视角**

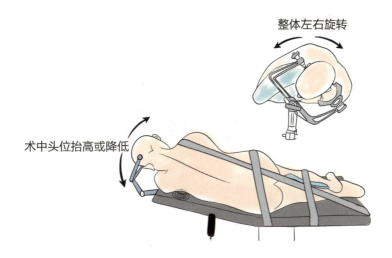

图4-11 外侧裂从外向内的解剖

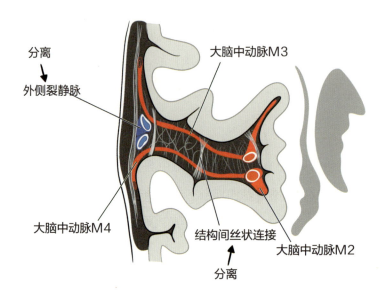

图4-12 外侧裂分离过程中经脑压板机械牵拉

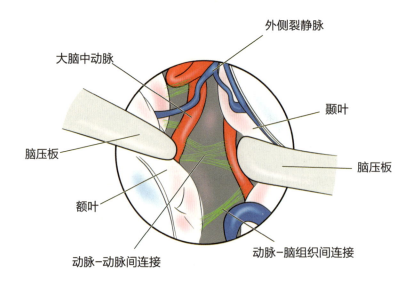

图4-13 **颅内病变的"去血供化"操作**

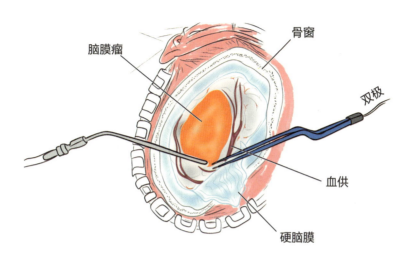

图4-14 **听神经瘤的包膜内操作**

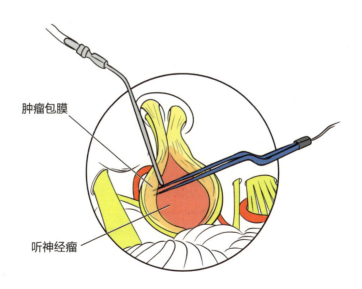

图4-15 蝶骨嵴的"蛋壳化"技术

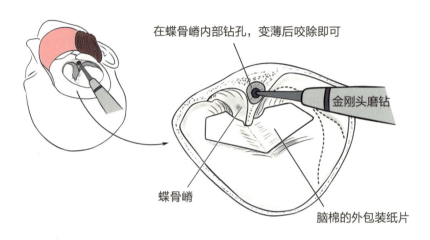

图4-16 磨钻钻孔的方式

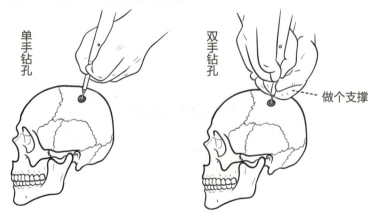

图4-17　铣刀形成骨瓣的方式

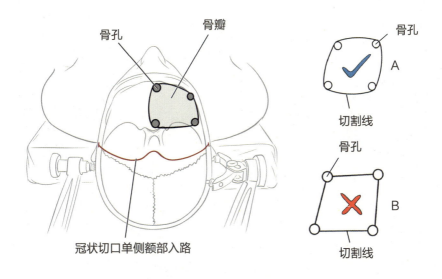

图4-18　优先选择A形式的骨瓣游离方式

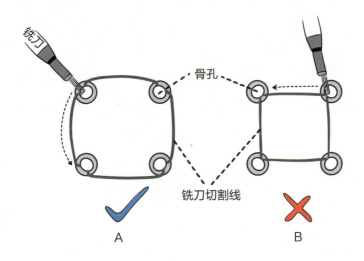

图4-19 靠近窦的骨窗游离的顺序

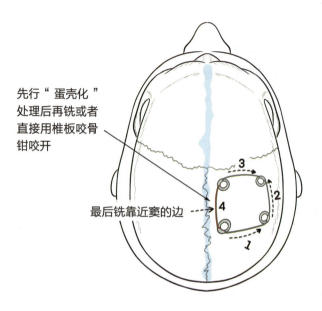

先行"蛋壳化"处理后再铣或者直接用椎板咬骨钳咬开

最后铣靠近窦的边

图4-20 铣刀前进中受阻的三个应对措施

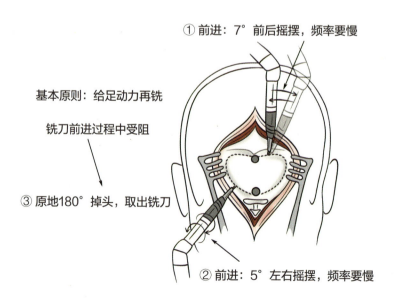

① 前进：7°前后摇摆，频率要慢

基本原则：给足动力再铣

铣刀前进过程中受阻

③ 原地180°掉头，取出铣刀

② 前进：5°左右摇摆，频率要慢

图4-21 跨窦铣的方法

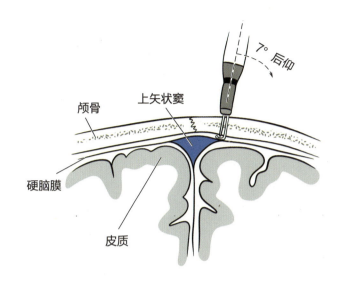

图4-22 关颅过程中硬脑膜的缝合方式

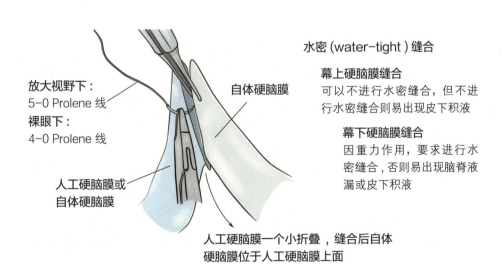

图4-23 术中窦损伤修补方式

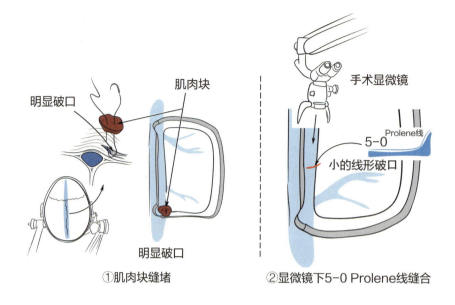

图4-24 窦的修补首选自体组织

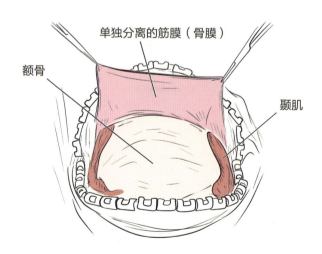

图4-25 术中经骨窗对病变实施"掏"技术

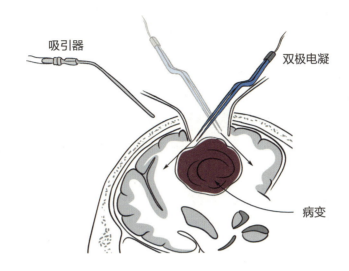

神经外科医生
的
手绘开颅术图谱

第 5 章

神经外科
开颅手术术式

神经外科的开颅手术有很多术式，以小脑幕为参照物，可分为幕上、幕下、从幕上到幕下和从幕下到幕上四类。每一手术方式的具体应用，要建立在对该手术入路的理解基础之上。对于手术的理解，可以来自自己的实践感悟，但更多的是来源于"大咖""前辈"或"上级医生"的点拨。本章节基于个人的实践、学习和受到的点拨，对神经外科常用开颅术式的核心点进行汇总。

一、两大经典开颅手术

幕上的翼点入路和幕下的乙状窦后入路，是神经外科两大经典开颅手术（图5-1）。翼点入路是应用最广泛的开颅术式，可以处理70%的神经外科病变，"应对血管"是翼点入路的关键（图5-2）。乙状窦后入路，是在乙状窦后方打开一扇"窥探"颅后窝（主要是脑桥小脑三角区）的窗口（图5-3），主要是应对脑神经（图5-4）。

图5-1 神经外科两大经典术式

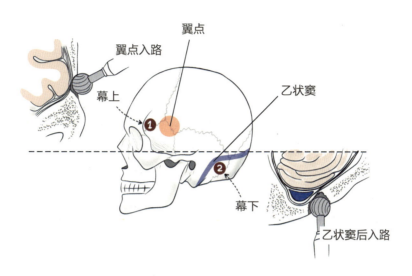

图5-2 翼点入路主要"应对血管"

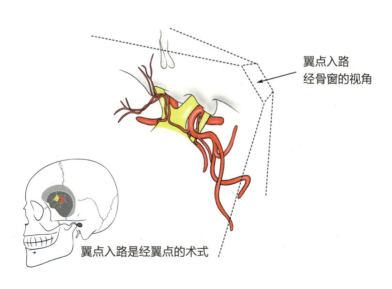

图5-3　乙状窦后入路示意图

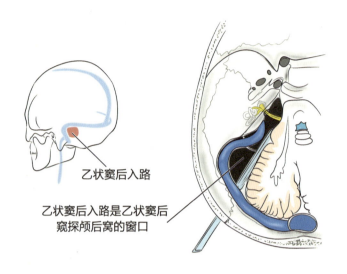

图5-4　乙状窦后入路主要是应对脑神经

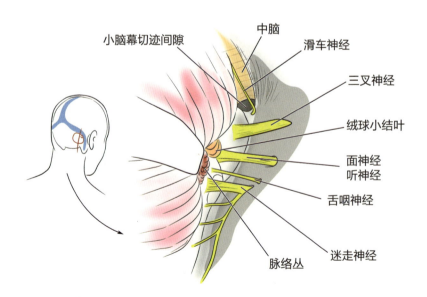

二、幕上开颅术

翼点入路的切口和骨窗，可以根据需要进行扩大和缩小（图5-5），这种调整基于翼点和Keyhole（关键孔）。

1. 眶上外侧入路

眶上外侧入路，是翼点入路的缩小化（图5-6～图5-8），本质不仅仅是开颅的位置更靠外，而且还需要部分切除蝶骨小翼，同时需要显露额和颞的硬膜。其核心优势在于既通过改良手术路径降低创伤，又可以显露颞叶的前内侧、额底的外侧面、外侧裂和鞍上神经血管结构的外侧部，提高了前循环动脉瘤治疗的安全性（图5-9）。

2. 扩大翼点入路

（1）急诊手术　颅脑外伤和自发性脑出血是神经外科的两大类急诊（图5-10）。针对这两类急诊的手术，主要是扩大翼点入路（图5-11），依据脑疝的有无，行去骨瓣减压（图5-12）。去骨瓣减压是一种损伤控制性手术，可让肿胀的脑组织外膨，减少对周围正常脑组织和对侧脑组织的压迫，为下一步的治疗提供基础和机会（图5-13、图5-14）。对于自发性脑出血病变，去骨瓣减压同样适用（图5-15）。

（2）择期手术　在择期手术中，扩大翼点入路，将外侧裂扩大开放或进一步取下颧弓（眶颧入路，是在翼点入路的基础上，通过离断颧弓及打开眶顶和眶外侧壁的一种入路；与扩大翼点入路相结合，只取下颧弓），经小脑幕切迹间隙或切开小脑幕进入幕下，可处理基底动脉顶端动脉瘤、大脑后动脉近端动脉瘤（图5-16、图5-17）。

3. 松果体区的Poppen入路

松果体是位于中脑区域深处的一个小中线结构，毗邻许多重要结构，如Galen静脉、四叠体和丘脑等。松果体区域肿瘤出现在松果体内或附近，有多种手术入路（图5-18）。Poppen入路，又称枕下经小脑幕入路，是松果体区肿瘤的经典手术入路之一。目前，Poppen入路的适应证范围已扩大，除松果体区肿瘤外，还可用于治疗脑干、丘脑、小脑等区域的肿瘤（图5-19、图5-20）。

图5-5 翼点入路及改良和扩大

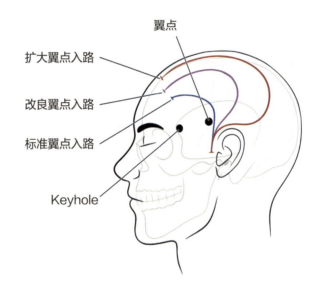

图5-6　眶上外侧入路和翼点入路的对比

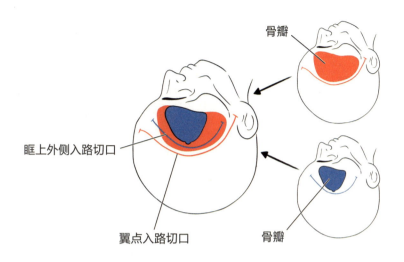

图5-7　眶上外侧入路是翼点入路的改良

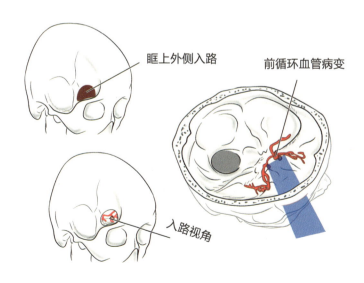

图5-8 眶上外侧入路示意图

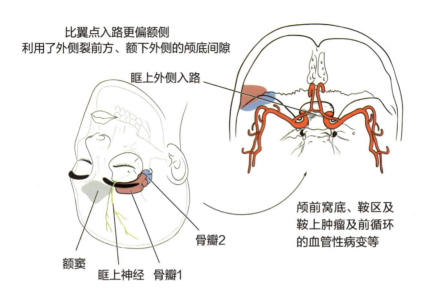

图5-9 眶上外侧入路的视野范围

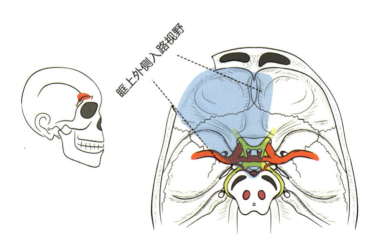

眶上外侧入路：颅前窝底、鞍区及鞍上肿瘤，以及前循环的血管性病变

图5-10 神经外科两大类急诊手术示意图

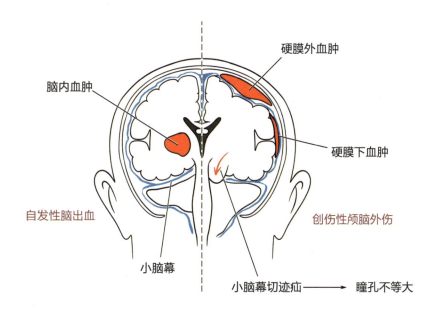

图5-11 扩大翼点入路的切口设计

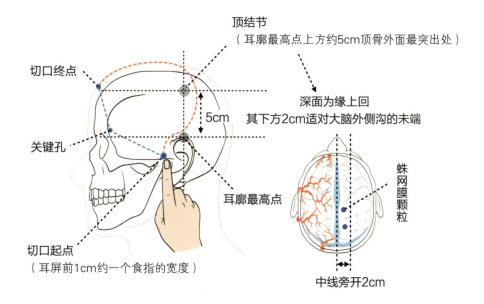

图5-12　扩大翼点入路并去骨瓣减压的切口设计

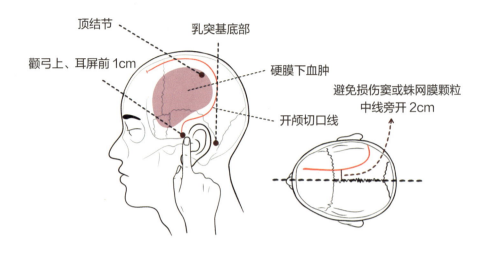

图5-13　去骨瓣减压手术是一种损伤控制性手术

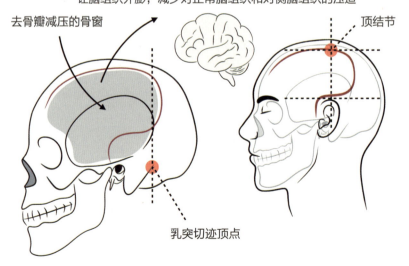

图5-14 **去骨瓣减压和硬脑膜减张**

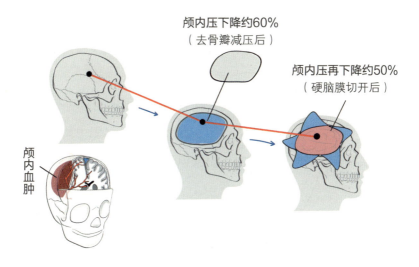

图5-15 **颅内血肿的两种手术处理方式**

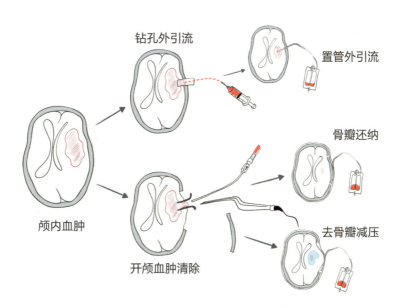

图5-16 翼点入路扩大开放外侧裂显露中脑上部

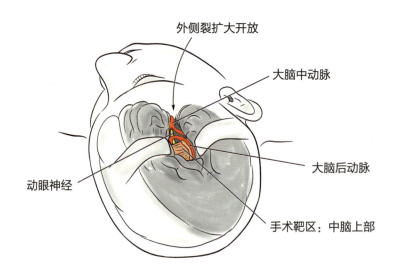

图5-17 眶颧入路处理基底动脉顶端动脉瘤

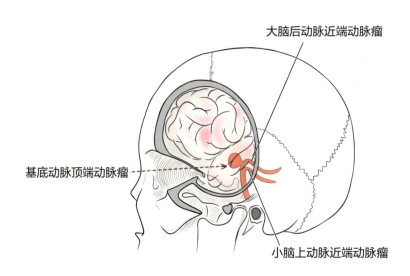

图5-18 松果体区手术入路汇总

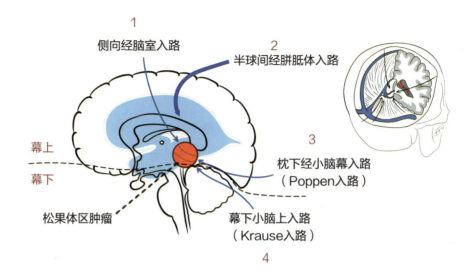

图5-19 松果体区病变的经典入路——Poppen入路

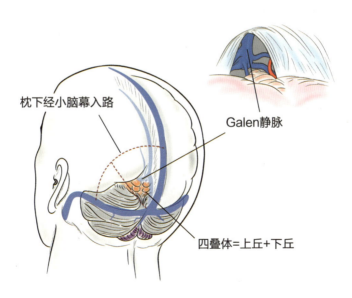

图5-20 松果体区病变Poppen入路的两种切口形式

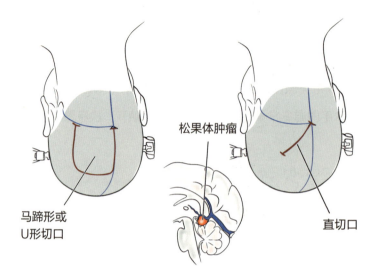

马蹄形或U形切口

松果体肿瘤

直切口

三、幕上-幕下互通手术

针对位于中、后颅底中线及附近的病变，如岩斜区，需要从幕上进入幕下，或者从幕下进入幕上，此时的手术入路可以从一个空间进入另一个空间（图5-21），也可以联合入路。

1. 颞下入路

颞下入路是神经外科医生常用的手术入路，可在硬脑膜内、外完成病变的处理。颞下入路可为显露中颅底、上岩斜区及相关的脑池提供宽敞的手术通道（图5-22）。进一步扩展，如通过岩骨前部切除术，可到达脑干的前上方（图5-23）。

2. Kawase入路（颞下入路+岩前入路）

颅骨的磨除是颅底外科中极其重要的一部分，在岩骨的磨除中，常用的手术入路包括Kawase入路、改良的Kawase入路和经迷路入路等，Kawase入路是指通过从硬脑膜外暴露和磨除岩骨尖骨质，达到显露岩斜区（图5-24、图5-25）、脑干病变和基底动脉瘤（图5-26）的入路。

3. 幕上幕下联合入路

肿瘤巨大，累及幕上和幕下的，则适合幕上幕下联合入路，此时视野广，可在直视下处理病变，可减小对神经、血管的损伤（图5-27）。

图5-21　三种小脑幕上下沟通入路示意图

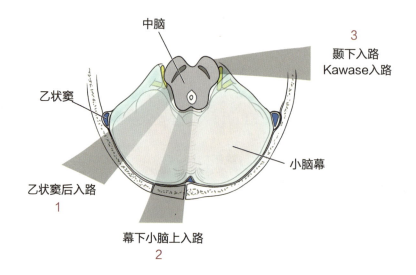

图5-22　经颞下入路切开小脑幕到达中脑靶区

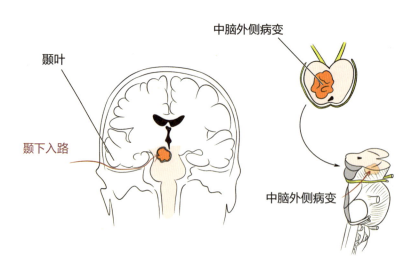

图5-23 颞下入路和扩大中颅底入路

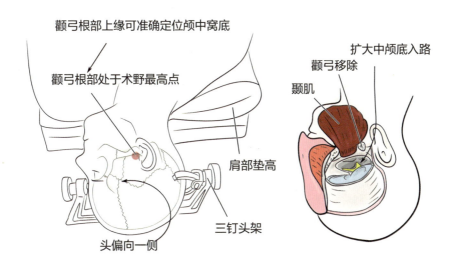

图5-24 岩斜区自上而下的分部

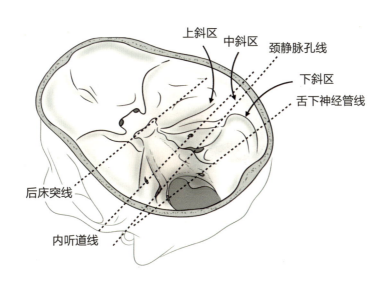

图5-25　Kawase入路是一种通过中颅底进入岩斜区的入路

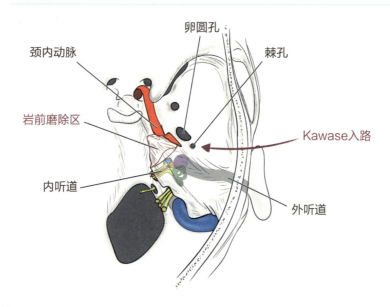

图5-26　Kawase入路是一种短的可暴露基底动脉的入路

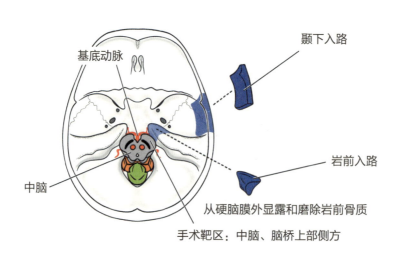

图5-27 颞枕联合皮瓣-幕上幕下联合入路切除肿瘤

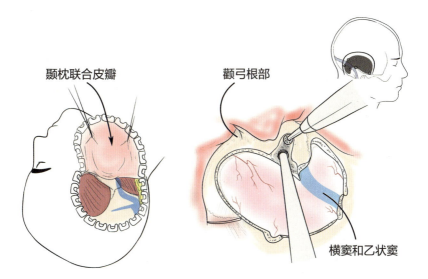

四、颅底手术

颅底包括由前向后的颅前窝、颅中窝和颅后窝，呈由高到低的阶梯状排列；颅底凹凸不平、大小不同的骨孔与裂隙有众多重要脑神经和血管穿行，如迷宫般存在。颅底手术，就是把脑深部和下方的病变显露和取出；在手术中，尽量减少或不牵拉脑组织，需要磨除一些骨性凸起或结构，在血管和神经之间找到一条微小的路径到达病变位置，所以手术经常在狭窄的通道内操作（图5-28、图5-29）。

图5-28 颅底病变的手术入路示意图

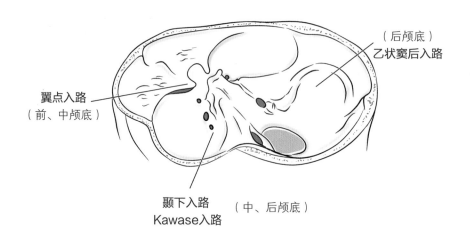

图5-29 中、后颅底手术入路汇总

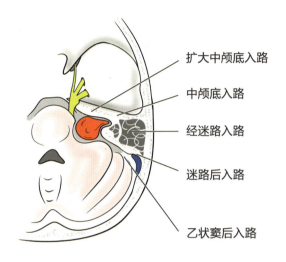

五、幕下开颅术

1. 枕下后正中入路

这是临床上应用比较广泛的幕下手术入路方式，适合位于幕下中线及中线旁的病变，能直视病变的背侧、侧方和重要的神经、血管，利于病变的全切除（图5-30）。

2. 枕下远外侧入路

此入路位于枕骨、枕髁及寰枕关节的内侧，直接对着胸锁乳突肌和椎动脉的后方，可缩短手术路径，侧方显露角度增加，可减少或避免对小脑和脑干的牵拉，对于位于下斜坡、脑干腹侧及颅颈交界处的病变显露良好。该手术入路还可以较好地在手术早期控制椎动脉，根据手术的要求咬除颅骨、椎骨，也可与其他入路联合应用（图5-31）。

3. 乙状窦后入路

乙状窦后入路是进入脑桥小脑三角区的主要入路，是与翼点入路齐名的开颅入路。该入路的灵活性与多向性，使其可以处理几乎所有的脑桥小脑三角区及脑干腹外侧的病变（图5-32）。

图5-30 幕下手术入路：枕下后正中入路

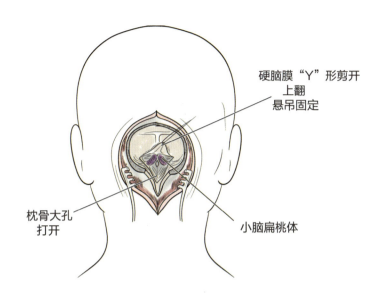

图5-31 幕下手术入路：枕下远外侧入路

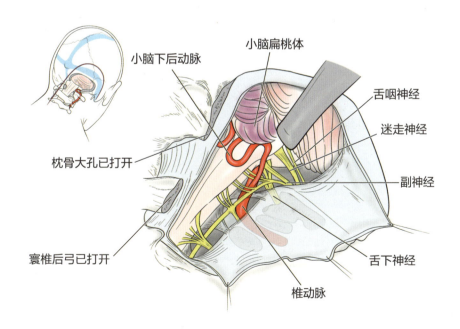

图5-32 **幕下手术入路：乙状窦后入路**

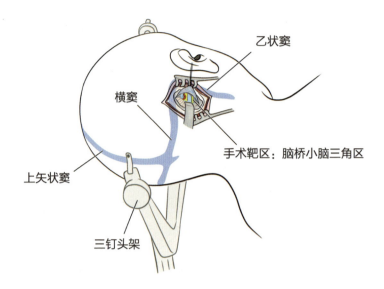

六、脑动脉瘤开颅夹闭术

脑动脉瘤开颅夹闭术是一种用于治疗脑动脉瘤的重要手术方式,它通过夹闭动脉瘤颈,将动脉瘤隔绝于脑部血液循环之外,从而达到治愈动脉瘤的目的。因动脉瘤的位置不同,开颅手术的入路不同,整体分为幕上和幕下两大类(图5-33)。脑动脉瘤是一种发病率较高的颅内血管病变,其中绝大部分位于前循环。开颅手术夹闭动脉瘤是目前脑动脉瘤较常采用的一种治疗方法,特别是对于宽颈的巨大动脉瘤以及多发动脉瘤,手术夹闭优势更明显。从翼点入路应用于处理鞍上、鞍旁包括Willis环附近病变以来,该方法已广泛为神经外科医师学习并采用,此后逐渐出现了多种新的手术方法对翼点入路进行修改和调整,如迷你翼点入路和眶上外侧入路(图5-34)。

图5-33 脑内动脉瘤的手术入路汇总

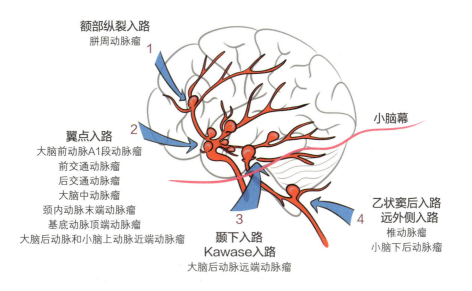

图5-34 三种幕上手术入路应对前循环处动脉瘤

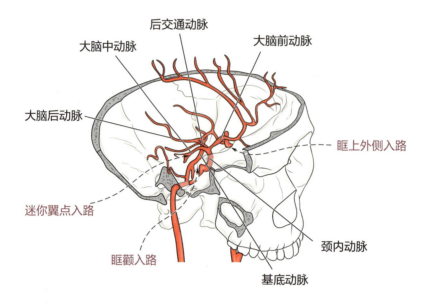

七、颅骨成形术

1. 钛网覆盖式颅骨缺损成形术

钛网覆盖式颅骨缺损成形术（图5-35）临床应用时间长，具有良好的生物相容性，保护强度符合要求，不存在老化问题，但有冷热刺激；可以行CT或磁共振检查。术后常见的近期并发症有皮下积血、硬脑膜外血肿、脑内血肿和脑挫伤等。

2. PEEK材料的嵌入式颅骨缺损成形术

PEEK材料的嵌入式颅骨缺损成形术（图5-36）临床应用时间短，与缺损的形态及厚度方面匹配程度高，尤其适用于眶周、颧骨等不规则骨的精准修复；不干扰影像学或脑电图检查，也不干扰放射治疗；舒适度好，无冷热刺激，组织相容性好。

图5-35 钛网覆盖式颅骨缺损成形术

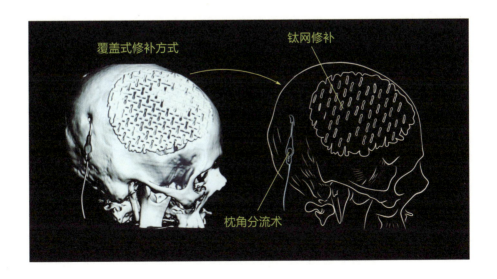

图5-36　PEEK材料的嵌入式颅骨缺损成形术

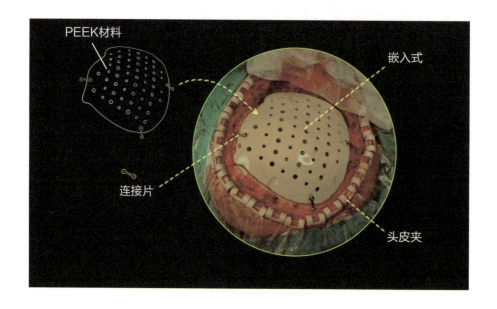

八、术后引流管类型

按照放置位置,神经外科开颅术后的引流管有四种:病灶腔引流管、硬脑膜下引流管、硬脑膜外引流管和头皮下引流管(图5-37)。慢性硬脑膜下血肿放置的引流管,是典型的硬脑膜下引流管(图5-38)。

图5-37 开颅术后留置引流管的类型

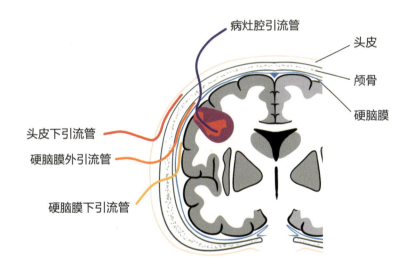

图5-38 慢性硬脑膜下血肿的钻孔外引流术

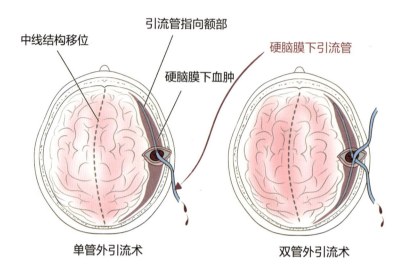

单管外引流术　　　　双管外引流术

第 6 章　　翼点入路及改良

翼点入路，是经翼点的手术入路（图6-1），由最初的"额下入路"移向侧方而来，经现代显微神经外科之父Yasargil的归纳、总结、发展和完善，形成一整套标准流程：额颞开颅、蝶骨嵴磨除和侧裂开放（图6-2）。翼点入路可从侧方显露脑组织、前颅底、鞍区以及前循环动脉的病变（图6-3）。此后，学者们对翼点入路进行了改良，如眶上外侧入路、迷你翼点入路、扩大翼点入路、眶颧入路（图6-4），使翼点入路成为神经外科应用最广泛的手术方式，可以完成神经外科约70%的手术。不同的病变，所需的手术操作空间不同；因此，在完成入路时应当根据病变性质和特点，做到个体化显露。本章内容基于经典翼点入路予以描述。

图6-1　翼点入路就是经翼点的入路

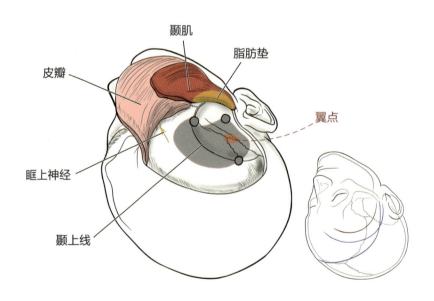

图6-2 **翼点入路的三流程**

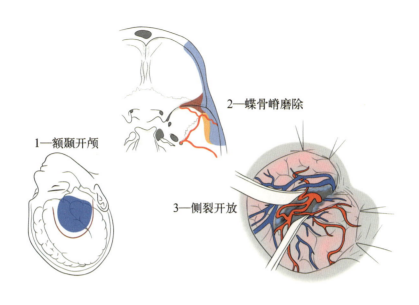

图6-3 **翼点入路主要是应对血管**

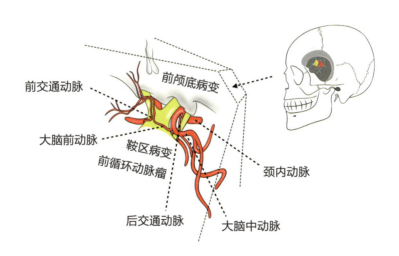

图6-4 翼点入路及改良入路示意图

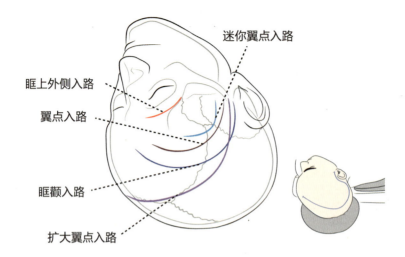

- 迷你翼点入路
- 眶上外侧入路
- 翼点入路
- 眶颧入路
- 扩大翼点入路

一、体位和头位

1. 仰卧位和头位

(1) 一抬　抬高头部使其高于心脏水平，以利于脑静脉回流（图6-5）。

(2) 一旋　根据病变的位置，头向对侧旋转不同的角度（图6-5），垫高同侧肩部，有助于头部旋转。

(3) 一仰　头顶部下压，使"Keyhole（关键孔）"处于最高点，借助"重力"使额叶与前颅底分离，以减少术中对脑组织的牵拉（图6-5）。

2. 三钉头架放置

(1) 双手持球原理　双钉侧与切口相对，单钉侧距切口 > 5cm，避免感染和影响切口缝合（图6-6）。

(2) 三钉头架放置注意事项　避开颞肌，因为颞肌厚可导致钉不稳或颞肌血肿；避开骨质薄弱处（如颞骨鳞部），有穿透颅骨导致颅内血肿的风险；避开颅骨的气腔处（如额窦和乳突气房）和静脉窦处的骨质（如横窦）。

(3) 施加的压力　成人钉（长一些）60 lbf、儿童钉（短一些）40 lbf（1lbf=4.45N）。

图6-5 翼点入路的头位三要点

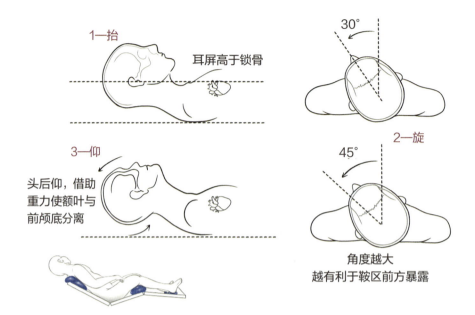

图6-6 翼点入路中三钉头架的安放

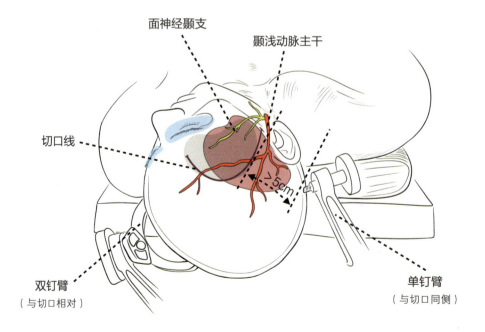

二、切口设计

（1）翼点定位　颧弓下缘的凹陷对应颧弓上缘的中点，以颧弓上缘中点上约4cm定位翼点（图6-7）。

（2）Keyhole 定位　即眉弓外侧的凹陷处（图6-7）。

（3）面神经颞支走行定位　以下颌骨髁突为中点，以"11点"方向定位（图6-8）。

（4）画线　切口起点、Keyhole和切口终点，构成的角度＞120°，便于显露Keyhole（图6-9）。在发迹内，从距离耳屏前约1cm和颧弓上缘上约1cm开始（切口起点），垂直向上，超过翼点后，弧形向前，根据暴露的范围分别止于瞳孔中线、内眦线和正中矢状线（切口终点）（或过中线2～3cm）（图6-10）。手术中应避免切断颞浅动脉的主干，可切断颞浅动脉的额支（图6-6、图6-11）。

图6-7　翼点的临床实用定位

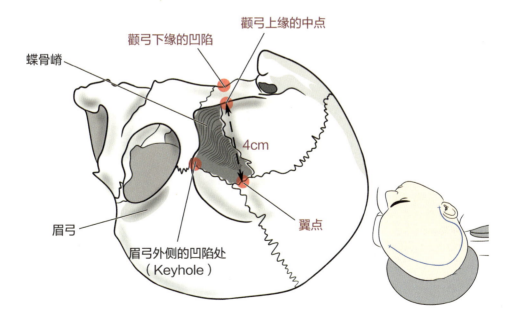

图6-8 翼点入路中面神经颞支的走行

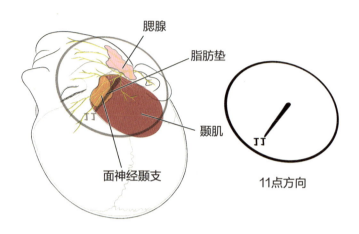

图6-9 翼点入路切口线的角度要求

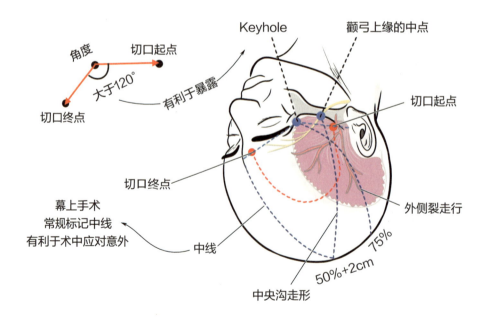

图6-10 **翼点入路切口线的终点**

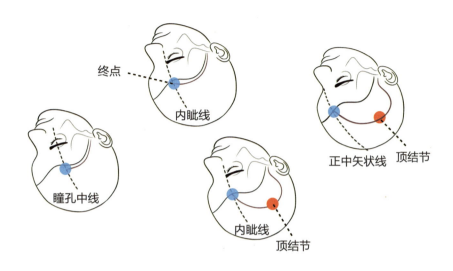

图6-11 **翼点入路皮肤切口和颞浅动脉**

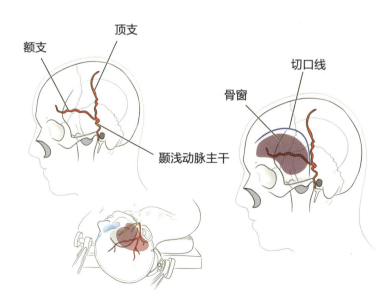

三、皮（肌）瓣分离

翼点入路术后，部分患者出现同侧额肌瘫痪，是由于面神经颞支受损导致。

1. 面神经颞支保护措施

（1）皮瓣和肌瓣分别翻开　自额部向颞部做切口（图6-12），行"筋膜间-骨膜下"或"筋膜下-骨膜下"分离技术，颞肌浅层依次为皮肤、浅筋膜、颞浅筋膜、颞深筋膜、筋膜下疏松结缔组织，面神经走行在颞浅筋膜下层（图6-13）。在翼点入路中，应贴颞深筋膜表面分离皮瓣，可保护面神经的额支。支配额肌的面神经颞支于颞上线外侧，走行在颞肌筋膜和帽状腱膜之间的疏松结缔组织内；后于颞上线内侧走行在帽状腱膜和额骨骨膜之间；再沿额肌前外侧下行并向肌肉深面发出分支，于眶上缘上约2cm左右进入额肌。

（2）皮、肌瓣翻开　头皮和肌肉一起翻开，无面神经颞支损伤问题。

2. 颞肌分离

遵循"从后向前，从下向上"的原则，少用电刀（图6-14）。颞肌有两种分离方法。

（1）颞肌上缘扇形起于颞上线，颞上线处留肌条，用于关颅时缝合颞肌（图6-15）。

（2）颞肌整块剥离，关颅时，在颞上线处钻孔以缝合颞肌。这种方法可最大程度地保留颞肌的血供，又可提供足够的张力，减少术后颞肌萎缩（图6-16）。

3. 术后颞肌萎缩的原因

（1）不正当剥离和过分牵拉，直接损伤颞肌。

（2）颞肌供血动脉离断，颞肌的供血动脉有来自颈外动脉的颞深动脉和来自颞浅动脉的颞中动脉。

（3）支配颞肌运动的神经损伤，支配颞肌的神经为下颌神经的分支，下颌神经是三叉神经最大的一支。

（4）颞肌复位时，未维持适度的肌张力。

图6-12　翼点入路皮肤切口的方向和颞浅动脉保护

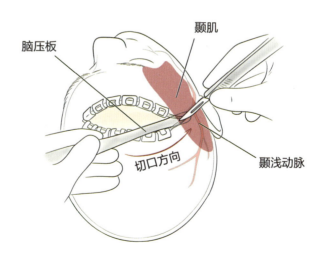

图6-13 面神经颞支的保护方法

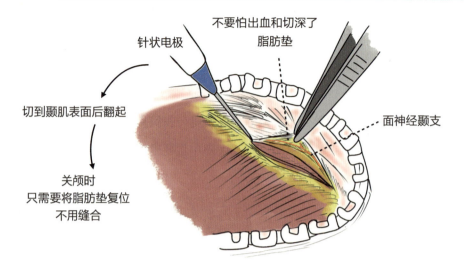

图6-14 颞肌的分离方式

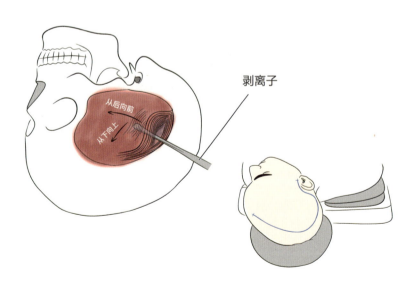

图6-15 保留颞肌条，便于关颅时肌肉缝合

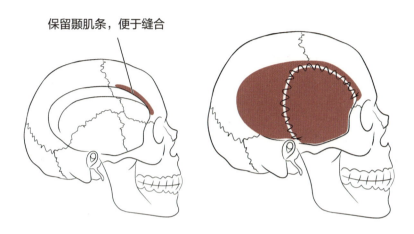

图6-16 颞线处打孔行颞肌复位缝合

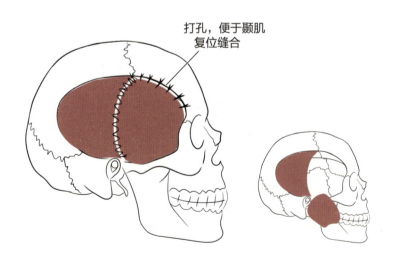

四、骨瓣形成

临床上以经典四孔法形成骨瓣（图6-17）。

（1）第一孔　即Keyhole，位于颞上线前缘的下方，稍高于额颧缝，眉弓外侧的凹陷处。

（2）第二孔　位于眶上缘瞳孔中线，距离第一孔3～4cm（过于靠内侧会打开额窦）。

（3）第三孔　位于冠状缝与颞上线相交处。

（4）第四孔　位于鳞状缝后的颞骨鳞部。

以铣刀连接各孔，其中第一和第四孔之间的蝶骨嵴，用磨钻充分磨除后，边分离硬脑膜，边抬起骨瓣。依据实际需求，增减孔的数量。对于老年人，硬脑膜与颅骨内表面粘连紧密，可以增加孔数，避免铣破硬脑膜或减少铣破硬脑膜的长度。

图6-17　Yasargil的经典四孔法形成骨瓣

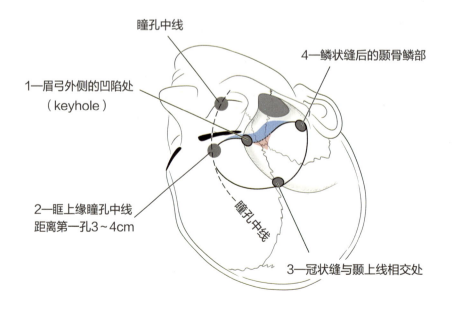

五、蝶骨嵴磨除

蝶骨嵴，是一个"临床名词"，由多个解剖结构混合而成（图6-18）。蝶骨嵴是前、中颅底的分界线，与前颅底底阶相平，相对纤薄，由后外上方翼点向前内下方延至眶尖，与大脑的外侧裂相对应（图6-19）。骨瓣游离后，首先用剥离子将骨膜从眶顶和蝶骨嵴两侧剥离，显露出蝶骨嵴外侧的锥形骨质，并用咬骨钳和磨钻磨除。这一步是获得通向颅前窝及中线结构操作空间的关键步骤。根据病变的性质，该部分骨质磨除可向内、下一直延伸到眶上裂、前床突，以获得更大的显露空间。

1. 蝶骨嵴分段

（1）三分法　内1/3为蝶骨小翼，对应眶上裂；中1/3为蝶骨小翼与蝶骨大翼混合组成；外1/3为蝶骨大翼（对应蝶骨的颞面）。

（2）两分法　在手术实践中，以眶上裂的外缘为界点，将之简化为蝶骨嵴外侧（相当于中、外1/3）和蝶骨嵴内侧（相当于内1/3）两部分。蝶骨嵴内侧又可以视柱为限，分为眶尖与眶上裂上壁两个部分。眶尖与视神经和颈内动脉紧密相邻，而蝶骨嵴的眶上裂上壁与海绵窦前角和Ⅲ、Ⅳ、V_1、Ⅵ对脑神经关系密切。

2. 蝶骨嵴磨除

（1）常规蝶骨嵴磨除　常规蝶骨嵴磨除至颅前窝、颅中窝能够平缓过渡（图6-20），或者出现眶脑膜动脉出血（图6-21），或到眶上裂外侧缘。蝶骨嵴处"骨沟"的形成（图6-22）和"蛋壳化"技术（图6-23）是其磨除的技巧；蝶骨嵴磨除的程度，决定脑组织牵拉的程度（图6-24）。

（2）前床突磨除　前床突磨除，是暴露颅底中央部位的关键步骤。由于前床突毗邻视神经、颈内动脉等重要解剖结构（图6-25），而且常有相邻骨质的变异和局部硬脑膜的反折。目前，前床突磨除操作包括硬脑膜内和硬脑膜外两种方式（图6-26）。对于眼动脉瘤患者，常需磨除眶尖与视柱。有时动脉瘤体较大，除眶尖-视柱外，亦需广泛磨除部分鞍结节、视神经管和眶上壁等，以便向内牵拉视神经，充分暴露颈内动脉虹吸段（图6-27）。

图6-18　蝶骨嵴的构成与切除方式

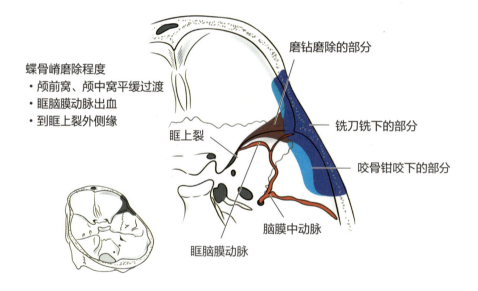

图6-19 翼点入路中蝶骨嵴与外侧裂的对应关系

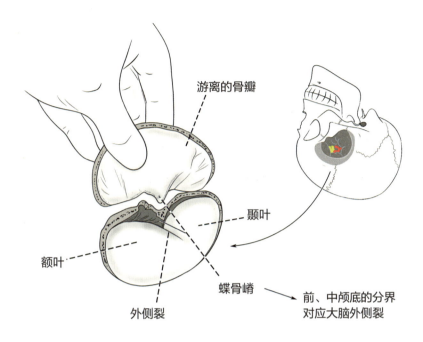

图6-20 翼点入路蝶骨嵴磨除的程度

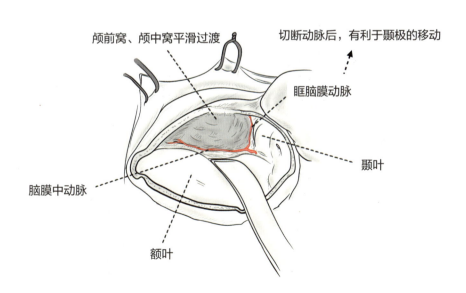

图6-21　蝶骨嵴常规磨除的标志之眶脑膜动脉

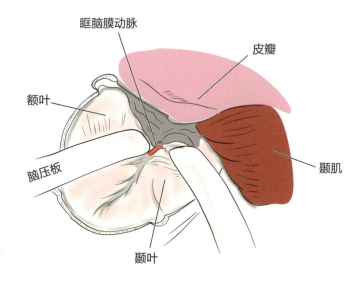

图6-22　翼点入路中蝶骨嵴的"骨沟"技术

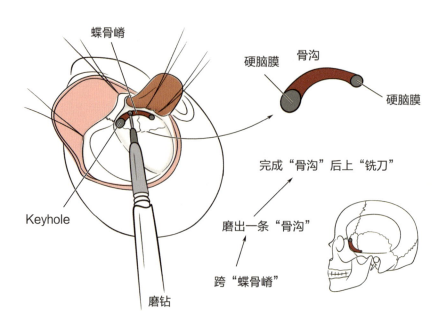

图6-23 蝶骨嵴的"蛋壳化"技术

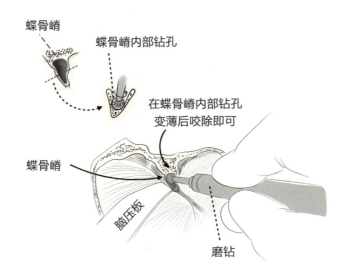

图6-24 蝶骨嵴的磨除

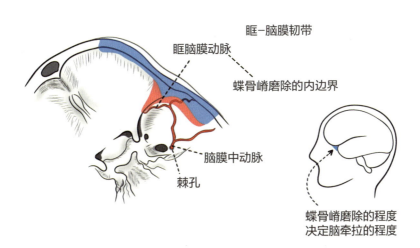

图6-25 颈内动脉海绵窦段与前床突的位置关系

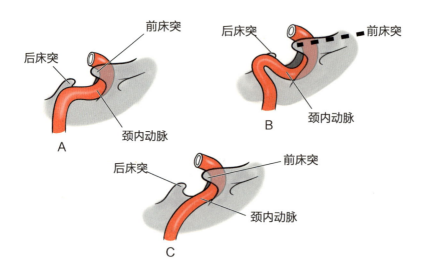

图6-26 硬脑膜切开后显露前床突

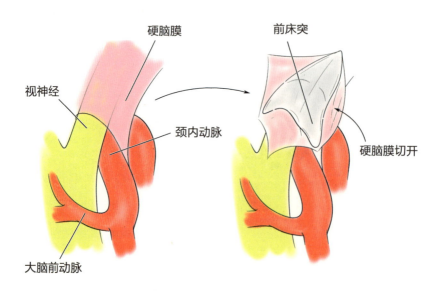

图6-27 翼点入路之硬脑膜内磨除前床突

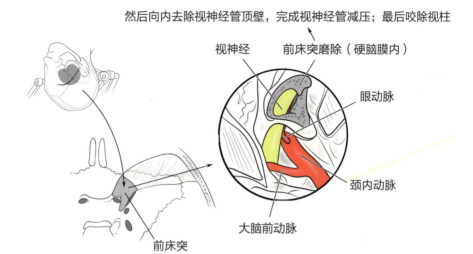

六、硬脑膜切开

翼点入路的硬脑膜切开有多种方法，如以蝶骨嵴为中心的弧形切开（图6-28）、平行和垂直于外侧裂的T型切开等。

七、外侧裂分离

分离外侧裂是神经外科医生的基本功，外侧裂静脉是大脑重要的引流系统之一，常引流入蝶骨嵴的硬脑膜窦内（蝶顶窦）。分离外侧裂通向脑深部，常需牺牲额外侧裂静脉。

1. 外侧裂静脉的分离

不同的个体外侧裂浅静脉的大小和数目存在变异。大多数可以辨认额外侧裂静脉和颞外侧裂静脉主干，分别引流额叶和颞叶的血流。依据额外侧裂静脉和颞外侧裂静脉的分布，外侧裂静脉的类型有额干型、颞干型、自后向前引流型（图6-29）及双干型和多干型（图6-30）。

2. 额、颞叶的分离

年龄段不同，外侧裂的类型不同；额叶和颞叶之间的关系不同，外侧裂的类型也不同（图6-31）。通常额叶和颞叶在外侧裂浅部粘连，较深部连接紧密（图6-32），因此在浅部分离外侧裂时，比较困难。而进入外侧裂深部后向浅部分离时，变得相对容易（图6-33）。剪开额叶和颞叶之间粘连的蛛网膜，使分离外侧裂浅部和近段变得更加轻松。

图6-28 硬脑膜的切开方式（弧形切开）

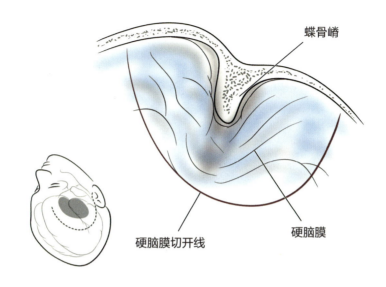

图6-29 基于外侧裂静脉类型的分离方式

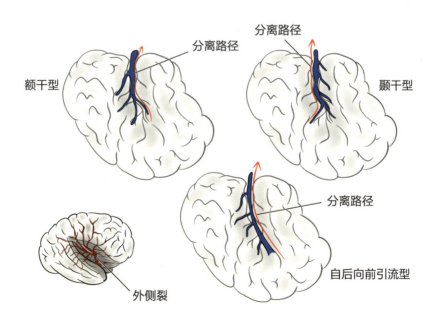

图6-30 双干型和多干型外侧裂静脉

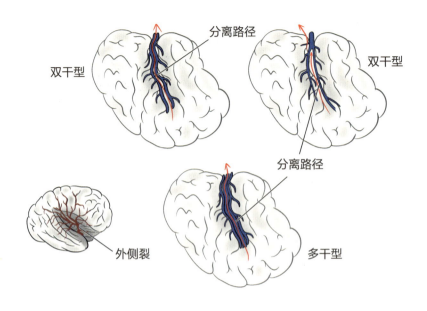

图6-31 基于外侧裂类型的分离

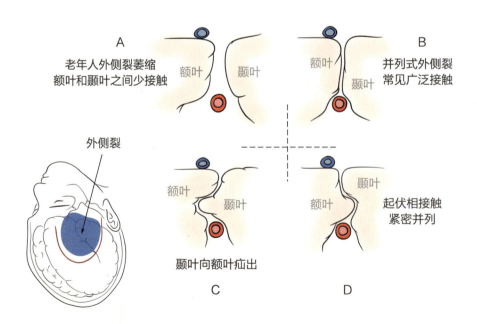

图6-32 **外侧裂从外向内的解剖**

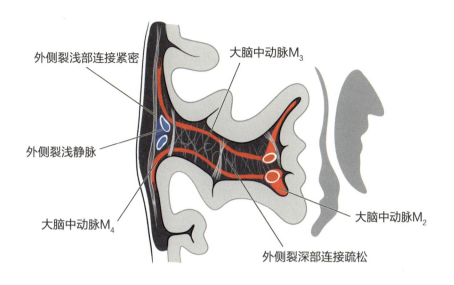

图6-33 **外侧裂深部的丝状连接**

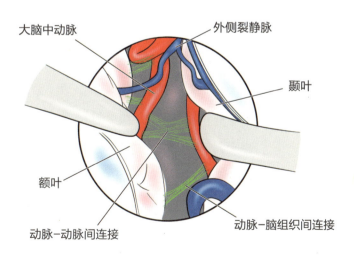

八、手术靶区

翼点入路是通过外侧裂实现在对脑组织最小牵拉的基础上，进行鞍上、鞍旁、鞍后、上斜坡的显露（图6-34、图6-35）。其可利用较多的间隙对鞍区占位进行切除。切开终板后，可良好暴露鞍旁、鞍后的占位病变。因此，翼点入路适合向一侧鞍旁发展的病变。

1. 外侧裂处视角

外侧裂是大脑底面和外侧面的一条深裂，将上方的额叶、顶叶与下方的颞叶分隔开，分为浅、深两部分；浅部在脑表面可见，深部通常称为外侧裂池，外侧裂池的底是岛叶。外侧裂起自蝶骨嵴，终于顶下小叶缘上回。外侧裂，是显微神经外科手术使用频率最高的手术通路，需通过细致解剖外侧裂静脉（图6-36），识别大脑中动脉、后交通动脉、脉络膜前动脉（图6-37）、前交通动脉、视神经、视交叉（图6-38）、颈内动脉、小脑幕（图6-39）、动眼神经、大脑前动脉（图6-40）并保护岛盖（岛盖为覆盖岛叶的额叶、颞叶和顶叶）皮质来实现外侧裂的安全有效分离。

2. 视交叉周视角

视交叉是视神经与视束间的一长方形的神经纤维块，是两侧视神经交叉处，其位于蝶骨体视神经沟的后上方，其下方是垂体、外下方为海绵窦。因此，垂体瘤和颅咽管瘤为视交叉下部的病变（图6-41）。垂体柄是连接垂体和下丘脑的重要结构，术中识别垂体柄与视交叉的位置关系对于病变的切除和保护垂体柄至关重要（图6-42、图6-43）。视神经与颈内动脉间隙是鞍区病变最常用的解剖间隙之一。该间隙由视神经或视交叉外缘、颈内动脉床突上段内侧缘和大脑前动脉水平段围绕而成（图6-44）。前交通动脉瘤压迫视神经和视交叉会导致视力下降、视野缺损、视盘水肿、视神经萎缩等表现（图6-45）。终板位于大脑的前底部，是构成第三脑室前壁的主要部分，毗邻前交通动脉、前连合、视交叉、下丘脑等重要神经解剖结构；具体而言，终板位于视交叉后方的双侧视束之间；在鞍区手术中，切开终板可以获得第四间隙（图6-46）。

图6-34 翼点入路的术中视角

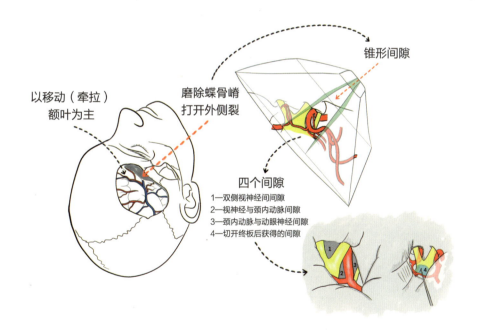

图6-35 鞍区四间隙的构成和视角

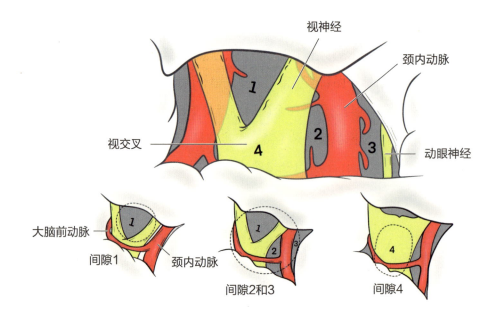

图6-36 外侧裂静脉和大脑中动脉

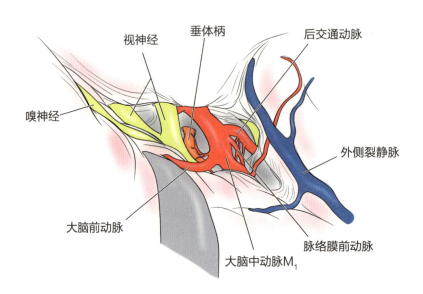

图6-37 外侧裂浅部的视角

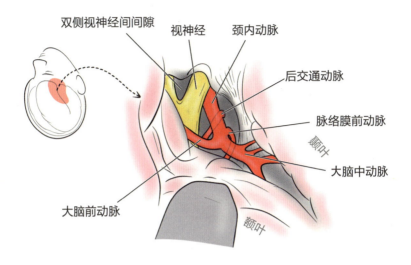

图6-38 外侧裂深部的术中视角

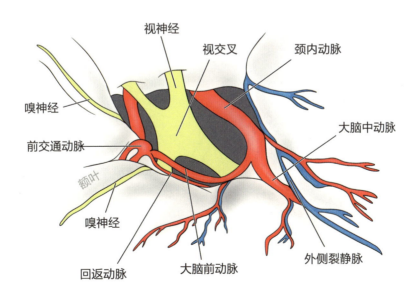

图6-39 **外侧裂深部的动眼神经和颈内动脉**

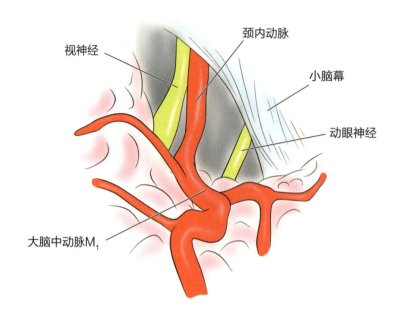

图6-40 **动眼神经的固定位置关系**

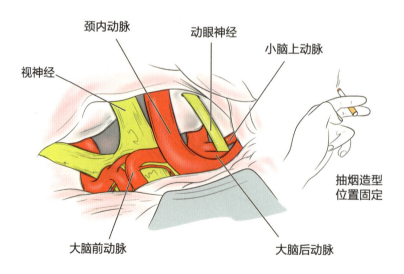

图6-41 鞍区病变（经鞍区间隙的视角）

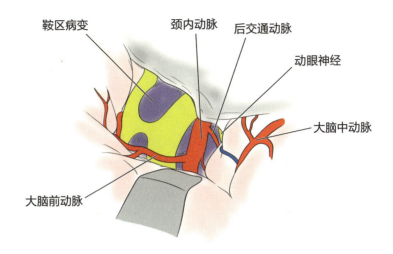

图6-42 垂体柄和视交叉的位置关系

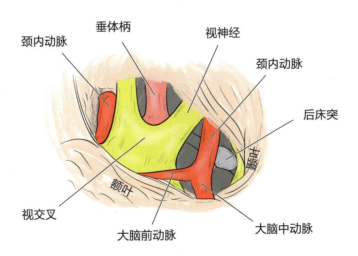

图6-43 垂体与视交叉的位置关系

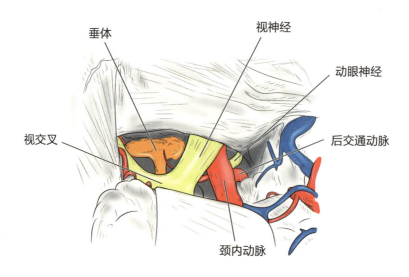

图6-44 前交通动脉与视交叉的位置关系

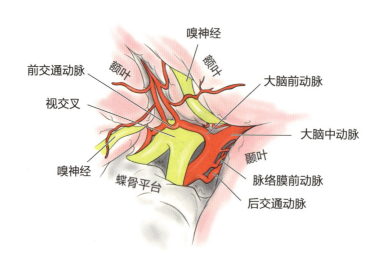

图6-45 翼点入路处理前交通动脉瘤

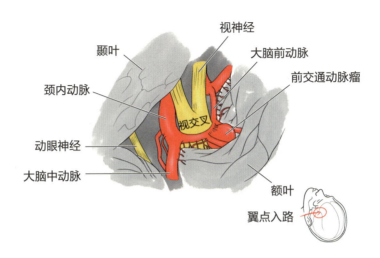

图6-46 鞍区四间隙之切开终板获得第四间隙

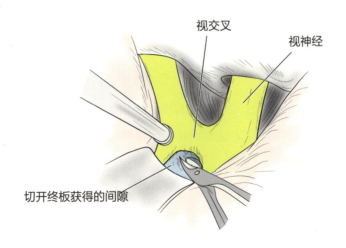

九、翼点入路的改良

1. 去骨瓣减压术

去骨瓣减压术是一种损伤控制性手术，用于各种原因导致的难治性颅高压，以挽救生命。颅脑外伤和脑出血导致的脑疝，是去骨瓣减压术的常见病因（图6-47）。去骨瓣的面积大小如何选择，是否面积越大患者的预后越好，尚未达成共识，一般认为12cm×15cm或直径为12cm的骨瓣即可（图6-48、图6-49、图6-50）。

2. 眶颧入路

眶颧入路是翼点入路的重要扩展（图6-51、图6-52），去除眶颧骨质以扩大颅前、中窝和斜坡上部的暴露。与经典的翼点额颞开颅相比，眶颧开颅由于涉及眶壁和颧弓，使得其复杂程度大大提高。而针对不同的暴露区域及手术目的，也存在数种不同的眶颧开颅术式或改良术式，包括单骨瓣法、两骨瓣法及三骨瓣法等。眶颧入路又可配合其他多种颅底入路，如经海绵窦入路、岩前入路等，实现对颅底深部结构、脑干的暴露（图6-53）。

3. 迷你翼点入路

翼点入路是处理前循环动脉瘤的经典手术途径，可以到达前中颅底、后颅底上部、蝶鞍、蝶鞍旁、眶上裂以及海绵窦区。该入路的改良和发展，如迷你翼点入路（图6-54），在治疗动脉瘤和鞍旁病变的效果与翼点入路相同，已作为常用的、安全有效的微创入路。

4. 眶上外侧入路

眶上外侧入路是在翼点入路的基础上发展的一种比标准翼点入路更加简单

快速的改良入路方法（图6-55）。该入路开关颅简单、快速、创伤小，可替代经典翼点入路处理前颅底、鞍区及鞍上肿瘤，以及前循环的血管性病变等。眶上外侧入路比翼点入路更偏额侧，是利用外侧裂前方、额下外侧的颅底间隙，适用于除大脑前动脉远端动脉瘤以外的所有前循环动脉瘤，并可用于高位的基底动脉分叉处动脉瘤甚至基底动脉-小脑上动脉瘤，还可用于鞍区、鞍上、前颅底及蝶骨嵴的绝大多数病变（图6-56）。

图6-47 高血压脑出血开颅血肿清除和去骨瓣减压术

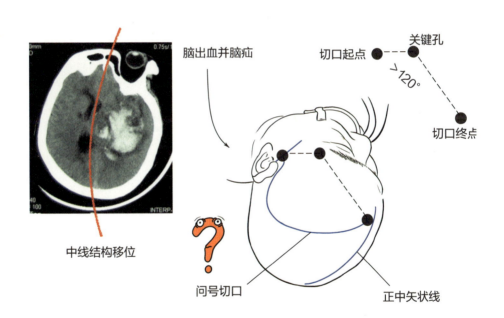

图6-48　去骨瓣减压术切口设计

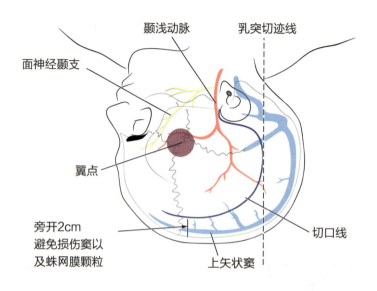

图6-49　去骨瓣减压术中骨窗大小

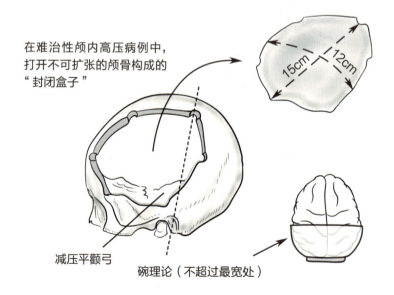

图6-50 去骨瓣减压窗下缘平中颅底

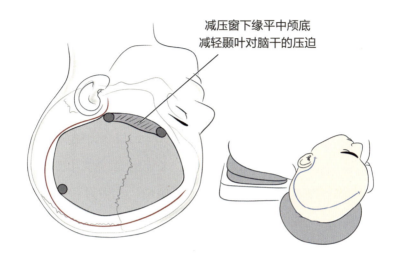

减压窗下缘平中颅底
减轻颞叶对脑干的压迫

图6-51 眶眼颧入路是翼点入路的重要扩展

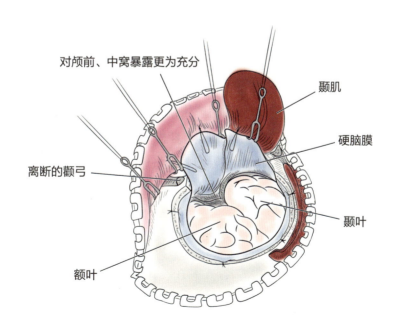

对颅前、中窝暴露更为充分
颞肌
硬脑膜
离断的颧弓
颞叶
额叶

图6-52 **翼点入路及改良入路示意图**

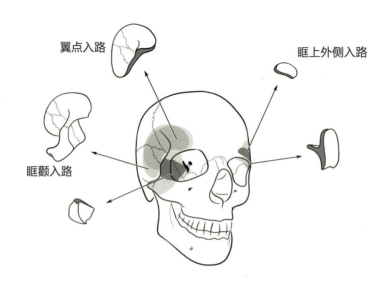

图6-53 **眶颧入路中的颧弓切除**

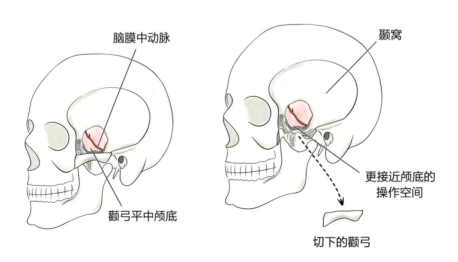

图6-54　迷你翼点入路处理大脑中动脉分叉处动脉瘤

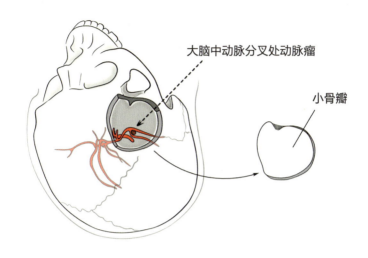

图6-55　眶上外侧入路示意图

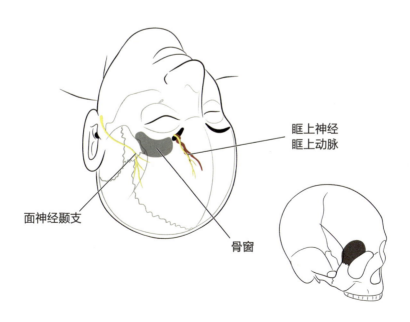

图6-56 **眶上外侧入路的术中视角**

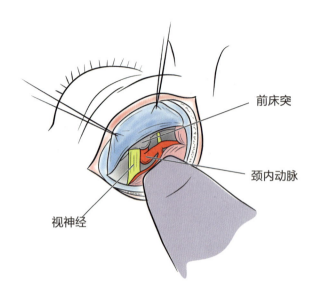

前床突
颈内动脉
视神经

十、关颅

硬脑膜内病变处理后，在显微镜下，对创面进行仔细电凝止血。

① "水密缝合"硬脑膜，最后一针时，硬脑膜内注水、排气。若需修补硬脑膜，可使用自体筋膜或人工硬脑膜。

② 还纳骨瓣，予以固定，尤其应注意关键孔区域覆盖，避免术后出现容貌异常。

③ 缝合颞肌，并保持一定的张力，脂肪垫不用缝合，直接复位即可。

④ 硬脑膜外或皮下留置一根引流管，自切口旁引出，固定于皮肤。

⑤ 分层缝合帽状腱膜与皮肤。

神经外科医生
的
手绘开颅术图谱

第 7 章 颞下入路及扩展

颞下入路是走在颞叶下面的入路，以颞叶底面与中颅底之间的潜在间隙为通道，这个通道可分为硬脑膜外和硬脑膜内两种方式。颞下入路是一种灵活多变的手术方式。常规颞下入路，用于脑实质内、外病变切除，如颞叶中、后部实质内肿瘤和凸面肿瘤（图7-1）。在常规颞下入路的基础上，增加颧弓切断、小脑幕切开、岩骨前部磨除（Kawase入路＝颞下入路＋岩前入路）、侧脑室颞角切开等，可使手术空间进一步扩大，暴露海绵窦外侧壁、中颅底、基底池前方、上岩斜区和脑干（主要是中脑和脑桥上部）等，实现从"幕上"做到"幕下"（图7-2）。

图7-1　颞下入路示意图及扩展

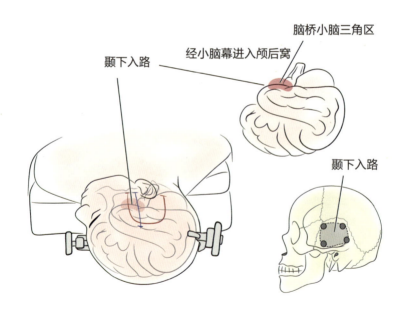

图7-2 颞下入路和Kawase入路示意图

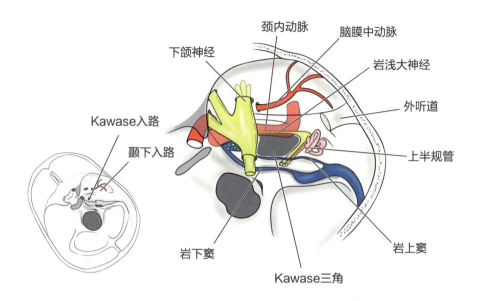

一、体位和头位

1. 体位

（1）仰卧位　如患者颈部灵活，可采取仰卧位，患病侧肩部垫高（减少颈部扭曲）。头转向健侧并下旋，使患侧颧弓根部位于最高点，以及利用重力使颞叶与中颅底分离，增加操作空间，减少牵拉（图7-3）。

（2）侧卧位　如患者颈部僵硬，采用侧卧位更加安全。头下旋，使颞叶在重力作用下离开中颅底，增加操作空间，减少牵拉。

2. 头位

使用三钉头架固定头部，头钉避开额窦、上矢状窦、后枕部静脉窦等重要结构，患者身体和手臂可靠固定，避免术中转动手术床时导致滑动。

图7-3　**颞下入路的体位和头位**

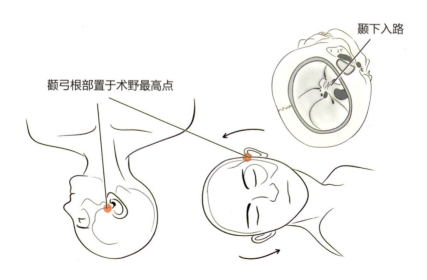

二、切口设计

根据病变的位置和大小，采用不同的皮肤切口类型。

1. 直切口

颞上回和颞中回的小病变（直径 < 5cm），常采用直切口（图 7-1）。

2. U形切口

颞下回病变、颞上回和颞中回大的病变（直径 > 5cm）和从幕上进入幕下的手术，采用U形切口。为了避免面神经损伤，须确保切口前点不低于颧骨中点上方1.0cm。切口，则分两层进行分离牵开，颞肌牵向前下方（图7-4）。

3."？"形切口

扩展到颞肌前方的病灶，多采用"？"形切口，类似改良的翼点入路（图7-5）。

颞下入路无法通过释放脑脊液来松弛脑组织；此时，小切口开颅，会导致脑组织卡压造成静脉回流不畅，致使颅内压恶性增高。术前可预先留置腰大池外引流；在形成骨瓣前，以10ml/min的引流量缓慢引流30ml脑脊液，并辅以静脉滴注甘露醇，以达到松弛脑组织的目的，可避免在开颅过程中铣刀撕裂硬脑膜及硬脑膜打开后过度牵拉脑组织。

图7-4　颞下入路的U形切口及Labbe静脉

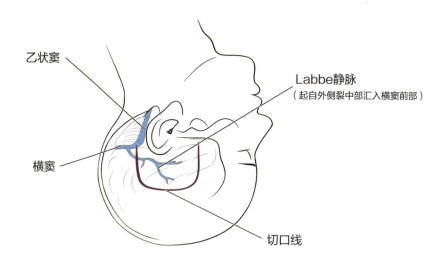

图7-5　颞下入路的切口类型

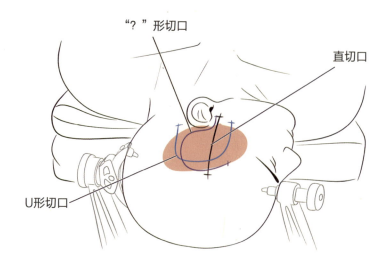

三、骨瓣形成

1. 钻孔和一期骨瓣形成

颧弓根是定位中颅底的标志。颧弓根的上缘与中颅底平齐，用来确定第一个钻孔的位置和规划随后的开颅骨瓣。紧贴颧弓根部上方钻一骨孔，使用剥离子将硬脑膜从颅骨内板剥离。如果硬脑膜与颅骨内板无明显粘连，可直接使用铣刀形成骨瓣。反之，则需多开几个骨孔，使用剥离子充分剥离硬脑膜与颅骨内板之间的粘连，再用铣刀连接各个骨孔形成骨瓣（图7-6）。

2. 进一步的骨质切除

一期骨瓣游离后，在骨窗下缘会有一骨条（颞骨鳞部骨质），遮挡沿中颅底进入的角度，用咬骨钳或磨钻进一步将骨条磨除至平中颅底。去除的骨质越多，视角越好，对颞叶的牵拉越少（图7-7）。如患者的乳突气房较为发达，可能会在这一步骤打开，可用骨蜡封闭颞骨和乳突气房的边缘，以减少感染和术后脑脊液漏。该步完成后，如需进一步行颞骨岩部的前部磨除，可沿中颅底在硬脑膜外继续进行分离。

图7-6　颞下入路骨瓣形成中的颧弓根部

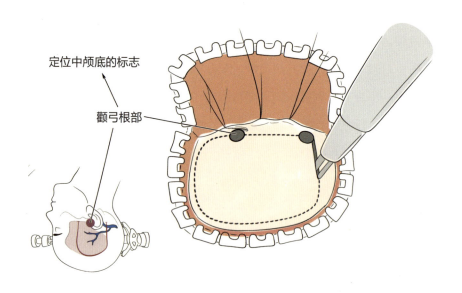

图7-7　颞下入路进一步骨瓣形成的方式

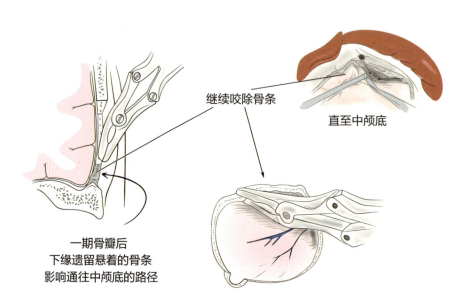

四、硬脑膜切开

1.Labbe静脉的定位和保护

（1）定位　打开硬脑膜前，先定位Labbe静脉的走行——颧弓上缘上约1cm、外耳孔后方2～5cm（平均2.9cm）（图7-8）。

（2）保护　术前留置腰大池引流脑脊液以松弛脑组织、术中调整硬脑膜剪开位置和实施硬脑膜外颞叶牵拉等，可以保护Labbe静脉（图7-9）。

2.切开硬脑膜

在切开前，先沿骨窗悬吊硬脑膜，然后呈U形打开硬脑膜并翻向耳部。也可以在关颅时，再悬吊硬脑膜。

图7-8　颞下入路的Labbe静脉

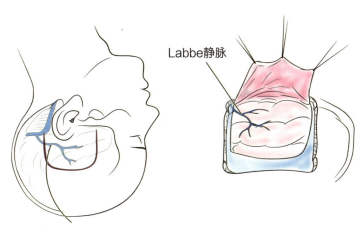

Labbe静脉是跨越颞叶外侧、连接外侧裂及横窦之间最大的吻合静脉

图7-9　颞下入路硬膜切开方式和Labbe静脉保护

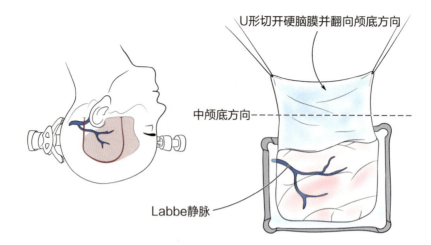

五、手术靶区

1. 进入颞叶的入路

硬脑膜切开后，依据避开功能区和距病变最近的原则，进入手术靶区即可。

2. 从幕上进入幕下的入路

（1）颞叶分离　硬脑膜内操作，利用重力、轻柔牵拉和分离硬脑膜与脑组织的粘连，使颞叶与中颅底分离，打开基底池的蛛网膜，释放脑脊液，进一步减压（图7-10）。

（2）滑车神经定位　在小脑幕切迹边缘找到滑车神经穿行的位置（图7-11），在其前方悬吊一针将小脑幕牵向外侧，可显露动眼神经、滑车神经、后交通动脉、大脑后动脉、小脑上动脉、中脑等结构（图7-12），实现从幕上空间进入幕下空间。

3. Kawase入路

在经典颞下入路的基础上，磨除颞骨岩尖的骨质，显露斜坡区血管、神经，处理该部位病变的入路，称为Kawase入路，也称为颞下-岩前入路，是经颞骨岩部前部的手术入路。在硬脑膜外，不损伤听力的前提下，磨除颞骨岩尖无功能区（Kawase三角），可较好地显露鞍旁区、海绵窦后角、斜坡上部、脑桥小脑三角、脑干腹侧面、基底动脉等重要解剖结构和区域（图7-13）。

（1）脑膜中动脉和棘孔　硬脑膜外分离中颅底硬脑膜后，沿脑膜中动脉走向，可找到棘孔；棘孔是Kawase入路的重要标准，可以定位卵圆孔和岩浅大神经（图7-14）。

（2）岩浅大神经　岩浅大神经，可定位颈内动脉；颈内动脉是从破裂口进入，斜着往前平行于岩浅大神经进入海绵窦，磨除范围要在岩浅大神经的后面，若往前，有可能会损伤颈内动脉（图7-15）。

（3）弓状隆起　弓状隆起是颞骨岩部表面的骨性标志，在Kawase入路中用来定位上半规管（图7-16、图7-17）。颞骨岩部，是颞骨向中后颅底延伸的一部分，该部分的解剖结构是颅中窝、中上斜坡、颅后窝三者交界处。

（4）Kawase三角　Kawase三角是颞骨岩部的无功能区（图7-18），是位于内听道以内、颈内动脉管之上的岩尖部分。其略呈四边形：底边是岩浅大神经切迹，对应的是颈内动脉管之上缘；外缘是弓状隆起的内侧（内耳迷路，也即内听道的内侧）；内缘是三叉神经（切迹）外侧；上缘即岩骨嵴（图7-19）。其磨除一般以三个结构为参照物：岩浅大神经是前界，不要超过其前面，以免损伤颈内动脉；弓状隆起是外侧界，不要超过其外侧，避免损伤听力；三叉神经的下颌支是内侧的界限（图7-20）。

4. 颞下入路的扩展

（1）"一半一半"入路　即颞下入路的前扩展；兼顾翼点入路和颞下入路两种入路的优点，可以获得多个不同角度的视野（图7-21）。

（2）Kawase入路　可视为颞下入路的内侧扩展，在颞下入路的基础上，继续向内深入，磨除颞骨岩尖部的无功能区，到达颅底中线部位（图7-22）。

（3）颞下入路的多种后扩展（图7-23）。

图7-10 **颞下入路的硬脑膜内操作**

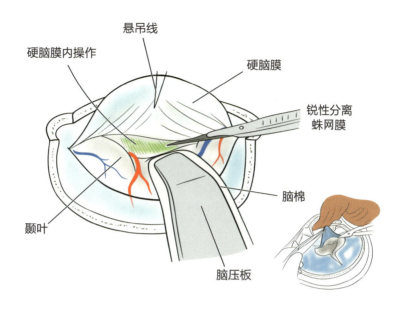

图7-11 **颞下入路中滑车神经定位**

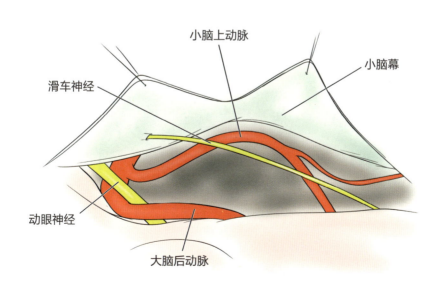

图7-12 颞下入路中硬脑膜内解剖

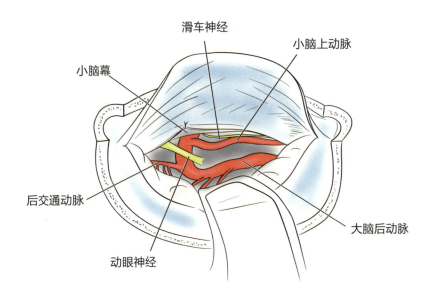

图7-13 Kawase入路

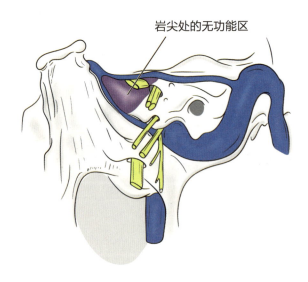

图7-14 **Kawase入路的脑膜中动脉**

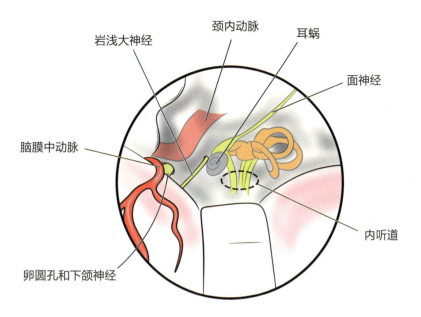

图7-15 **Kawase入路中的岩浅大神经**

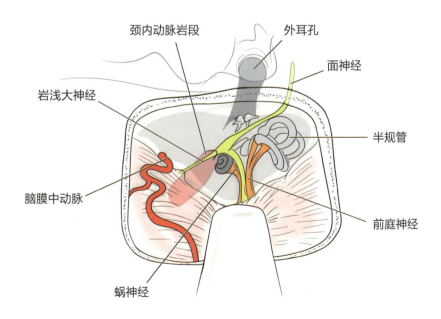

图7-16 颞骨岩部的弓状隆起及术中的指示作用

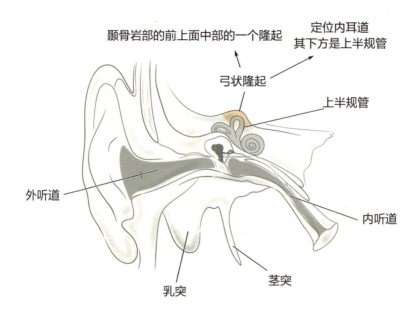

图7-17 颞骨岩部解剖示意图

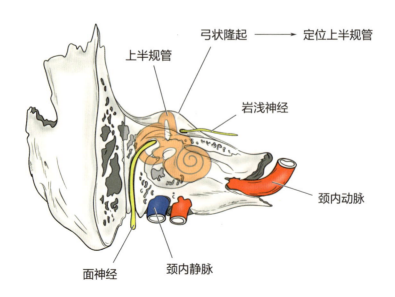

图7-18 **Kawase入路中的Kawase三角**

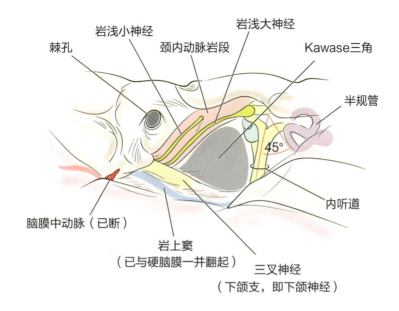

图7-19 **不同角度的Kawase三角**

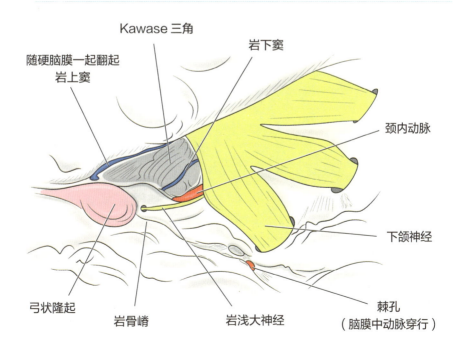

图7-20　Kawase入路中的骨窗位置

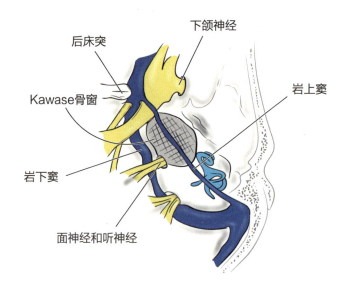

图7-21　颞下入路向前扩展的"一半一半"入路

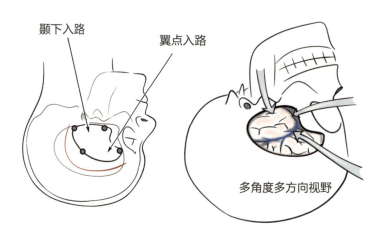

图7-22 颞下入路内侧扩展的Kawase入路

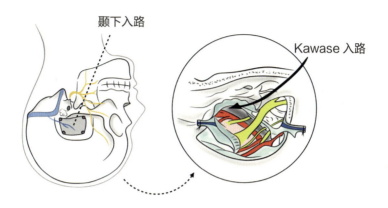

图7-23 颞下入路向后扩展

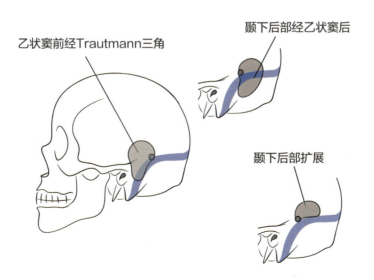

六、关颅

（1）硬脑膜内操作完成后，确切止血，硬脑膜行水密（water-tight）缝合。

（2）再次检查乳突气房骨蜡封闭处是否可靠，以防止感染和术后脑脊液漏。

（3）骨瓣回纳，留置皮下引流管，自切口旁引出，逐层缝合头皮各层。

第 8 章

乙状窦后入路及扩展

标准乙状窦后入路是处理脑桥小脑三角和脑干腹外侧病变的常用入路（图8-1）。经过Cushing、Dandy和Krause等神经外科先驱的不断探索，该手术入路日趋成熟，而且应用越来越广泛，成为与幕上翼点入路齐名的神经外科最常用两大手术入路。扩展的乙状窦后入路，通过横窦-乙状窦的"去骨骼化"、选择性部分乳突切开（Trautmann三角）（图8-2）、道上棘磨除和小脑幕切开（图8-3）等，在小脑和颞骨岩部之间提供更宽广的空间，并可进一步将术野扩展至颅中窝。乙状窦后入路与颞下入路、乙状窦前入路、远外侧入路结合，用于处理广泛累及的复杂后颅底病变。

图8-1　标准乙状窦后入路示意图

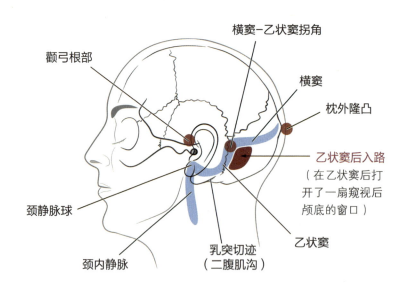

图8-2 乙状窦前入路中Trautmann三角的构成

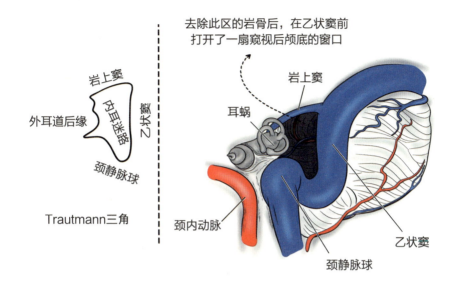

图8-3 切开小脑幕：从幕下进入幕上

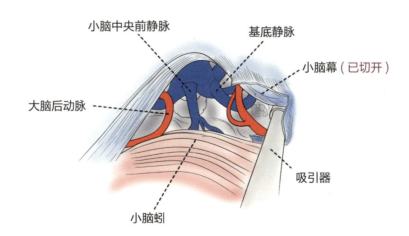

一、乙状窦的相关概念

乙状窦是幕下的成对硬脑膜静脉窦，位于颞、枕骨内面的乙状窦沟中，自横窦外侧端起始，弯曲行向前方，终于颈静脉孔，呈"乙"状（图8-4）；途中回流岩下窦、大脑下静脉及乳突导静脉的血液，在颈静脉孔处移行为颈内静脉（图8-5）；横窦与乙状窦的拐角是乙状窦后入路的重要定位点（图8-6）。

图8-4　乙状窦的"乙"状构成

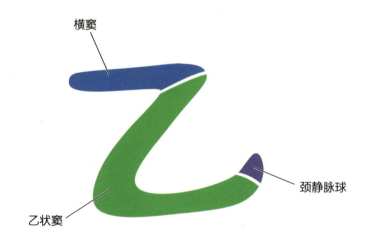

图8-5　小脑幕的外缘延伸为横窦和岩上窦

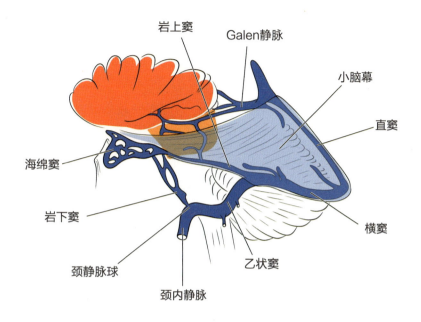

图8-6　横窦与乙状窦的拐角

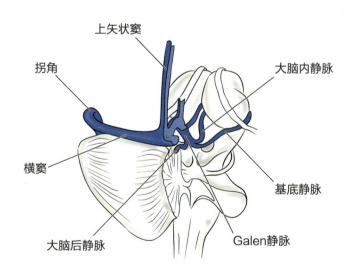

二、体位和头位

1.体位

（1）公园长椅位　公园长椅位，也叫侧俯卧位，是乙状窦后入路的常用手术体位。患者取侧俯卧位，病变侧位于上方，头稍高于心脏平面。胸廓及腋下垫枕，身体以手术巾单固定在手术床上，关节处垫软垫以缓冲（图8-7）。

（2）仰卧位　少用。需将头部向健侧旋转75°～100°，同时垫高同侧肩膀。

（3）半坐位　严重的充血性心力衰竭、未控制的高血压、年龄＜6个月或者＞80岁、脑室心房分流和卵圆孔未闭的患者，不能采取半坐位。

2.头位

患者的头部以头架固定，注意头钉应避开额窦、矢状窦、颞骨鳞部、颞肌等易损伤结构，并远离手术切口。头部稍屈曲并垂向地面，使乳突位于术野的最高点（图8-8），同侧肩膀应稍向前倾并向足端牵拉。有条件的，进行术中电生理监测。

图8-7　乙状窦后入路的"公园长椅位"

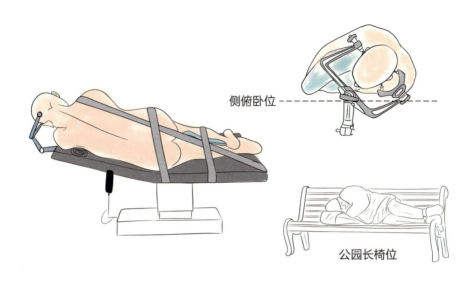

图8-8　乙状窦后入路的头位（侧俯卧位）

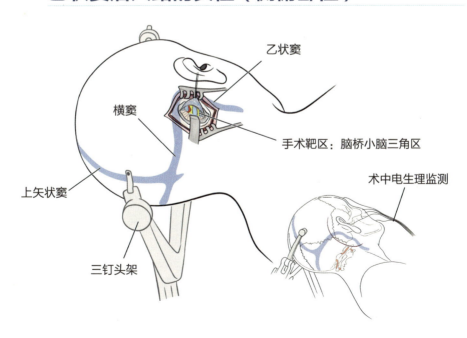

三、切口设计

1. 术区标志点及意义

（1）颧弓根部　颧弓的后部，向后延伸至外耳道上方，并与乳突上嵴连续（图8-9）。

（2）外耳孔　是外耳道的开口，成年人的外耳道约长25mm（图8-10）。

（3）乳突尖　耳后的一个圆锥状突起的尖部（图8-10）。

（4）乳突后沟　也称为乳突切迹、二腹肌沟，具有重要的术中定位意义（图8-11）。

（5）星点　是枕骨、顶骨、颞骨三骨在乳突根后上方的交汇点，相当于外耳孔上缘与枕外隆凸连线上方1.5cm、外耳孔中心点后约3.5cm处（图8-12）。以星点为标志进行关键孔定位，关键孔位于星点下1cm，能较好地显露横窦下缘及乙状窦后缘，有利于骨窗的形成（图8-13）。

（6）枕外隆凸　人的脑后部是由枕骨来保护的，枕骨最高处称为枕外隆凸（图8-9）。

2. 横窦与乙状窦的体表定位

（1）经颧弓根部和枕外隆凸，做直线A，代表横窦位置。

（2）过乳突切迹作一与直线A垂直的直线B，代表乙状窦。

（3）直线A和直线B交点即为钻孔位置（图8-13）。

3. 切口线

乙状窦后入路的手术切口约在乳突内侧2cm，有多种形状，可呈C形、S形、直线形、拐杖形、倒U形等（图8-14、图8-15），不同切口显露的颅骨范围大致相同。

图8-9 颧弓根部与枕外隆凸的连线

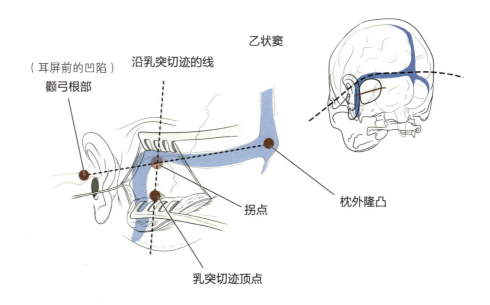

图8-10 乙状窦后入路的标志点

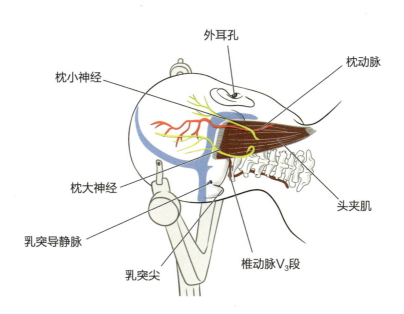

图8-11 乳突切迹与乳突尖

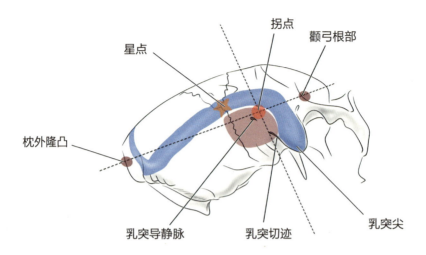

图8-12 星点与拐角的位置关系

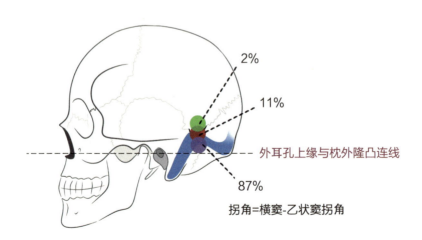

图8-13 **星点与拐角在术中的应用**

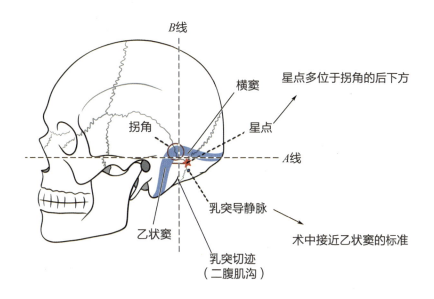

图8-14 **乙状窦后入路的经典C形切口**

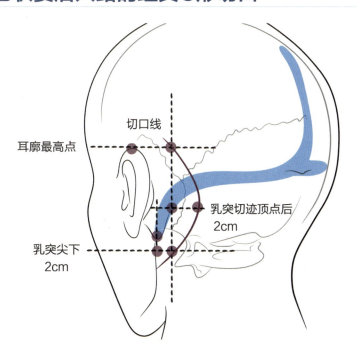

图8-15 乙状窦后入路的S形和直线形切口

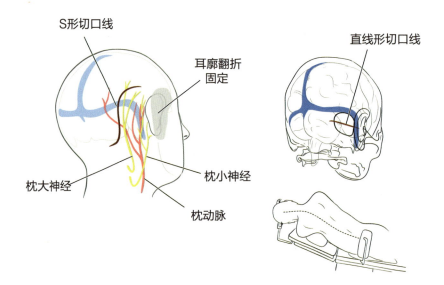

四、皮瓣剥离

1. 皮（肌）瓣剥离

依次切开头皮和皮下组织，上头皮夹止血后，以乳突牵开器牵开。寻找上项线，上项线上方无肌肉，用电刀沿骨膜下进行分离。上项线下方为颈部肌群（共分为浅、中、深三组），先用电刀逐层切开至枕骨表面，然后在枕骨骨膜下向两侧分离肌肉并牵开。皮（肌）瓣剥离期间，可依据肌肉附着处，进一步定位横窦（图8-16）。

2. 动静脉定位

（1）枕动脉　枕动脉沿二腹肌后腹与头上斜肌之间的间隙向上，走行在枕动脉沟内。皮瓣分离过程中常无法避开，提前识别并予以电凝切断即可（图8-17）。

（2）椎动脉V_3段　椎动脉V_3段起自枢椎（C2）横突孔，穿过寰椎（C1）横突孔，走行于寰椎后弓上面的椎动脉沟内，大致与乳突尖平齐（图8-18）。

（3）乳突导静脉　其位置较为固定，位于乳突后方，可作为接近乙状窦的标记物（图8-19）；因为乳突导静脉在骨膜下，剥离皮瓣时常引起出血，使用骨蜡予以可靠封闭。

3. 枕骨显露范围

皮瓣形成后，枕骨显露范围为：外侧达乳突切迹，内侧无需过多显露（距乳突切迹 > 3cm即可）；上方达上项线上约1cm，下方根据病变的大小延伸，直至枕骨大孔上缘（图8-20）。

图8-16 基于肌肉附着处的横窦术中定位

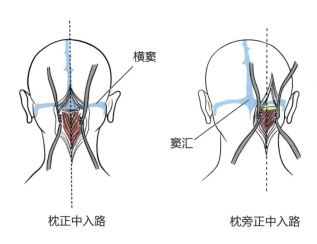

图8-17 枕动脉走行于乳突切迹后

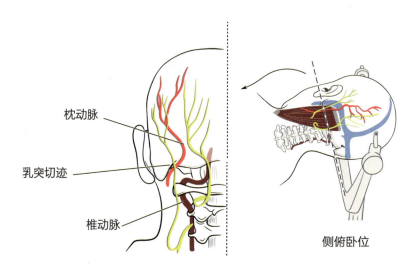

图8-18 乳突尖与椎动脉V₃段的对应关系

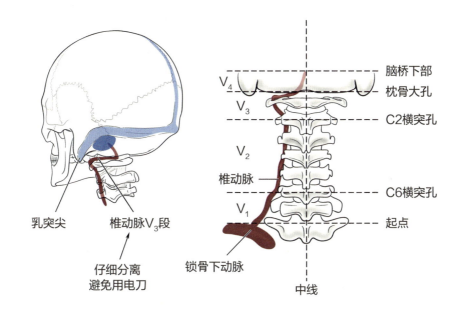

图8-19 乳突导静脉与乙状窦的位置关系

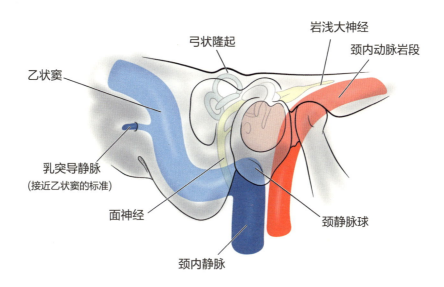

图8-20 乙状窦后入路的骨窗大小和位置

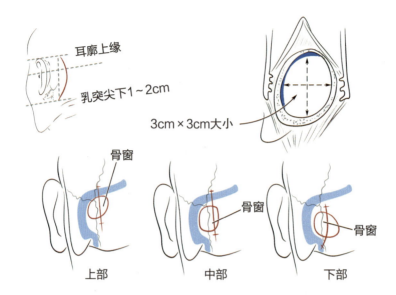

五、骨窗形成

乙状窦后入路多采用骨瓣开颅，术后骨瓣回纳，以减少术后枕部疼痛的发生率。一般需沿乙状窦后缘，钻两个孔后用铣刀完成骨瓣开颅，也可经一个骨孔完成骨瓣开颅。

1. 关键孔定位

关键孔，钻在横窦-乙状窦的拐角处。横窦和乙状窦的个体变异较大，颈短或者头型宽短者可见乙状窦短小或横窦-乙状窦拐角下移，有条件的可在术前进行3D重建，可以更准确地定位横窦-乙状窦的拐角。术中有三种定位关键孔的方法。

（1）星点　通常位于拐角的后下方，术中可用星点下1cm来定位关键孔（图8-13）。

（2）颧弓根部-枕外隆凸（横窦的体表投影）与乳突切迹（乙状窦的体表投影）两条线的交点为拐角，关键孔位于其后下方（图8-21）。

（3）30°关键孔定位法　以经外耳孔的水平线为基线，向枕部做30°角，与耳廓的交点，定位关键孔（图8-22）。

（4）术前利用3D重建技术精确定位横窦-乙状窦拐角，关键孔位于其后下方。

2. 进一步磨除

如关键孔未能明确显露横窦或乙状窦的位置，可进一步用磨钻或咬骨钳扩大骨孔，直至明确显露横窦或乙状窦。此时可采用"蛋壳化"技术：用金刚砂磨头将横窦和乙状窦表面的骨质磨薄，如同蛋壳厚度，隐约可见"呈蓝色的窦"，然后用咬骨钳或持针器咬掉骨壳即可。

3. 第二孔

可根据病变大小，沿着乙状窦的投影向下，钻于乳突切迹后的枕骨鳞部，将硬脑膜与颅骨内板分离后，用铣刀形成骨瓣。在使用铣刀时，要与静脉窦保持一定安全距离（防止静脉窦破裂，导致无法处理的大出血和空气栓塞），同时"冲水"带走铣刀产生的"热量"，避免撕裂硬脑膜。

4. 骨窗的大小

骨窗大小与手术目的、病变大小相关（图8-23）。骨窗形成过程中，如将乳突气房打开，应可靠地使用骨蜡予以封闭，以减少感染和防止术后脑脊液漏。老年患者或硬脑膜与颅骨内板粘连紧密者，可直接磨除颅骨。

（1）微血管减压术　骨窗比1元硬币稍大，或者约3cm×3cm大小（图8-24）。

（2）肿瘤切除术　骨瓣宜大不宜小，尤其当颅内压较高时，较大的骨窗有助于释放压力。一期骨窗形成后，可用咬骨钳向四周进一步扩展，向外显露乙状窦边缘，向下可打开枕骨大孔（必要时可打开寰椎后弓），以获得更大的手术操作空间（图8-25）。

5. 骨窗的位置

依据手术靶区，乙状窦后入路骨窗可予以相应的调整（图8-26）。

（1）上神经-血管复合体（三叉神经和小脑上动脉）：骨窗集中于横窦与乙状窦拐角区域（图8-27）。

（2）中神经-血管复合体（面神经、听神经和小脑下前动脉）：骨窗移向横窦下方和乙状窦内侧（图8-28）。

（3）下神经-血管复合体（小脑下后动脉和舌咽神经、迷走神经、副神经及舌下神经）和枕骨大孔区（图8-29）：骨窗范围应当沿乙状窦内侧向下方延伸，显露枕骨大孔，必要时可联合远外侧入路，显露寰椎后弓，以获得更大的手术空间（图8-30）。

图8-21 乙状窦后入路中的关键孔定位

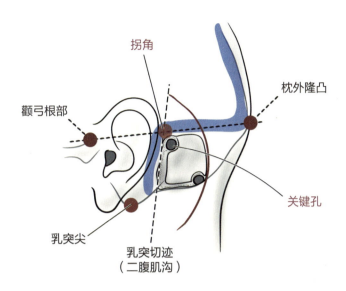

图8-22 30°关键孔定位法

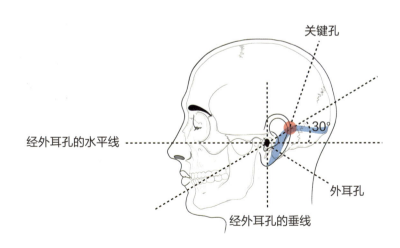

图8-23 乙状窦后入路依据手术靶区调整骨窗

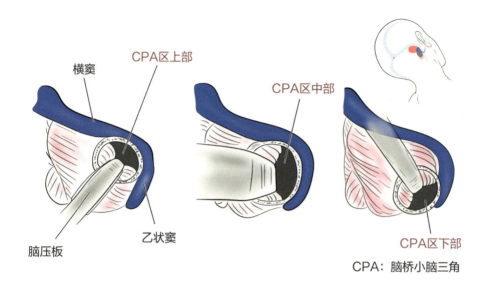

CPA：脑桥小脑三角

图8-24 微血管减压术中手术视角

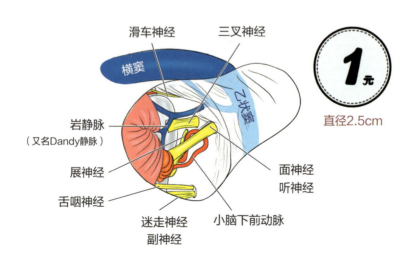

直径2.5cm

图8-25 脑桥小脑三角区的立体空间

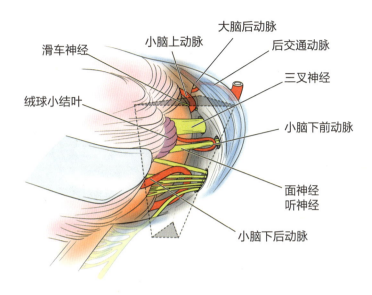

图8-26 乙状窦后入路主要是应对神经

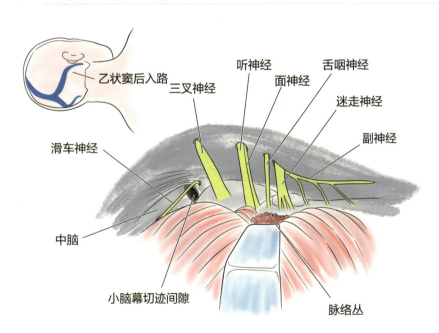

图8-27 脑桥小脑三角区上部术中视角

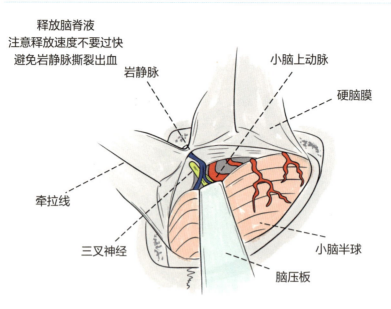

图8-28 脑桥小脑三角区中部术中视角

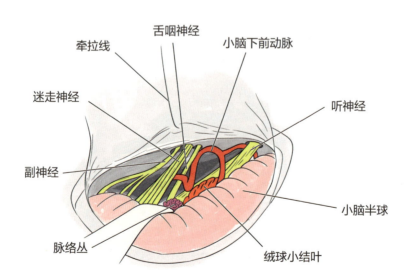

图8-29 脑桥小脑三角区下部术中视角

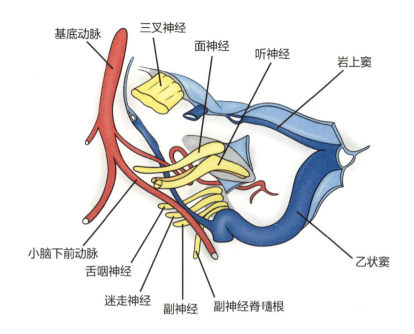

图8-30 远外侧入路的术中视角

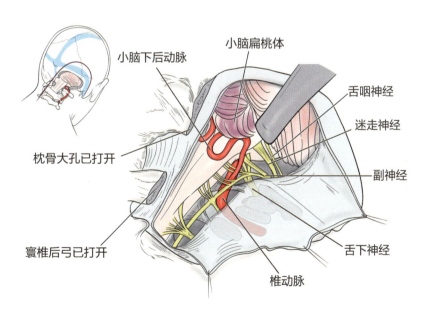

六、硬脑膜切开

硬脑膜切开前，应先通过触按来判断颅后窝的压力。如果颅后窝压力高，可通过抬高头位、过度换气以及静脉滴注甘露醇等来降低颅内压。然后，在显微镜下，先在骨窗下方近中线处的硬脑膜上切开一个小口，显露并切开枕大池处的蛛网膜，缓慢、充分释放脑脊液，避免撕裂岩静脉（图8-31），待颅内压进一步下降后，再继续切开硬脑膜。

硬脑膜切开方式有以下几种。

（1）U形　硬脑膜瓣以横窦或乙状窦为基底翻开（图8-32）。

（2）反C形　沿横窦与乙状窦切开硬脑膜，翻向内下方（图8-32）。

（3）K形　是U形切口的改良，先以乙状窦为基底作一略带弧形的切口，再于切口中点处作一朝向骨窗外上方和外下方的两道直线切口（图8-32）。

不论何种切口，均以"最大限度显露乙状窦后方空间并在显露脑桥小脑三角时小脑不受牵拉"为原则。

图8-31 岩静脉的术中定位

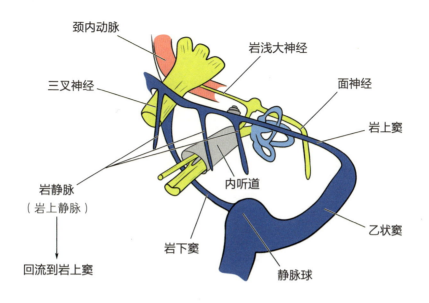

图8-32 硬脑膜的切开方式

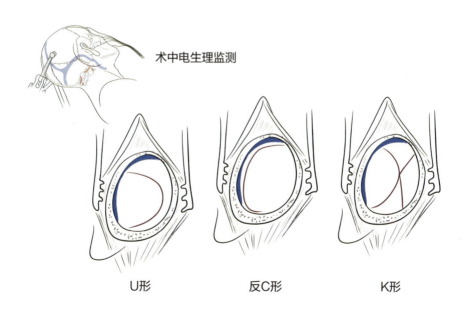

七、手术靶区

显微镜下，硬脑膜内，脑桥小脑三角（CPA）区是位于小脑、脑桥和颞骨岩部之间，向前内侧倾斜的锥形间隙。CPA区内含纳的主要结构有小脑上动脉、小脑下前动脉、小脑下后动脉、岩静脉及分支和第3～12对脑神经（图8-33）。CPA内的大部分血管神经结构浸泡在脑脊液中，绝大多数手术是在脑池中进行（图8-34）。良好的体位、术中甘露醇静滴和术前脑脊液（CSF）引流，可以使小脑半球自然回缩，而无需使用牵开器。根据神经和血管的分布特点，可将CPA分成三组神经-血管复合体，展神经走行于三组神经-血管复合体的内侧（图8-33、图8-35）。

① 上神经-血管复合体为三叉神经和小脑上动脉（图8-36）。

② 中神经-血管复合体为面神经、听神经和小脑下前动脉（图8-37）

③ 下神经-血管复合体为后组脑神经和小脑下后动脉（图8-38）。

图8-33 脑桥小脑三角区上、中、下部视角

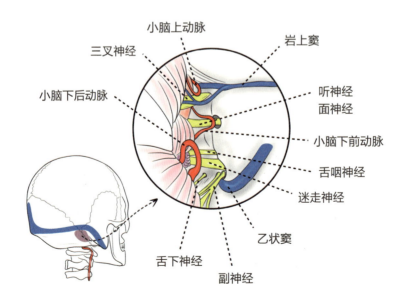

图8-34 **脑桥小脑角池水平位解剖**

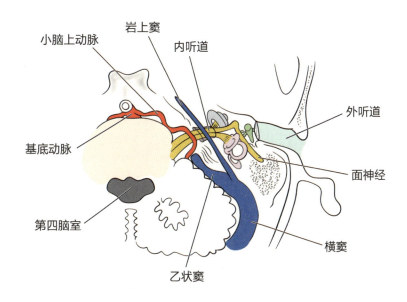

图8-35 **脑桥小脑三角区上、中部视角**

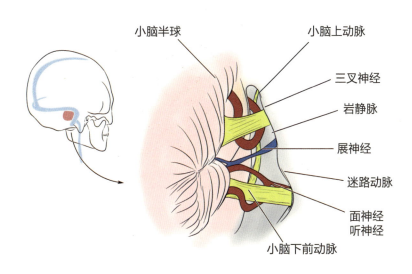

图8-36 脑桥小脑三角区上神经-血管复合体

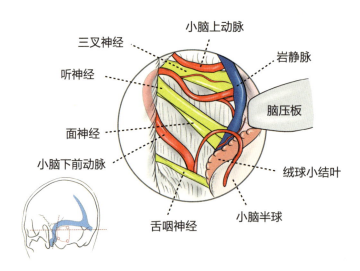

图8-37 脑桥小脑三角区中神经-血管复合体

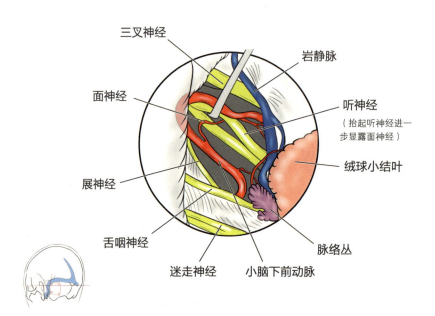

图8-38 脑桥小脑三角区下神经-血管复合体

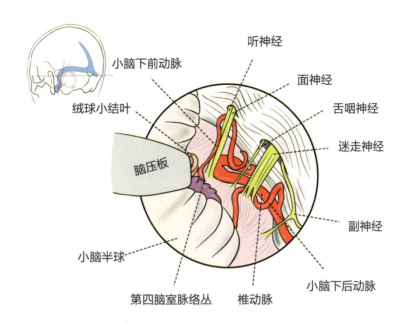

八、乙状窦后入路的扩展

1. 乙状窦后方扩大

基于标准乙状窦后骨窗形成后，采用"蛋壳化"技术：用金刚砂磨头将横窦和乙状窦上的大部分骨质和骨松质磨除，留存薄薄的一层骨质，可见下面呈蓝色的静脉窦，然后用椎板咬骨钳咬掉剩余的骨质；以同样的方式，向前显露乙状窦-颈静脉球结合部，只有当病变位于颅后窝尾端时才需要显露颈静脉球。乳突部分切开就可显露颈静脉球（图8-39）。

2. 乙状窦前入路

以Trautmann三角为中心的乳突切除术（图8-2、图8-40），适用于需手术治疗的压迫脑干的CPA区肿瘤、脑桥前外侧海绵状血管畸形和椎基底动脉瘤。Trautmann三角，即乙状窦前区域对应的岩骨部分，各边大致的组成：上缘是岩上窦，后缘为乙状窦，前缘为外耳道后缘，内缘至内耳迷路，下抵颈静脉球（图8-41）。去除此域岩骨后，在乙状窦前就打开了一扇窥视后颅底的窗口；此入路可与岩前入路（图8-42）和乙状窦后入路（图8-43）联合应用，同样采用"蛋壳化"技术（图8-44）。

3. 小脑幕切开

在乙状窦后入路的基础上切开小脑幕，可增加2倍以上的显露视野，尤其是对脑干的显露大大增加（图8-45），使动眼神经、滑车神经、小脑上动脉、大脑后动脉和小脑幕间隙的中间部分显露更充分（图8-46）。

图8-39 颈静脉球的位置及毗邻结构

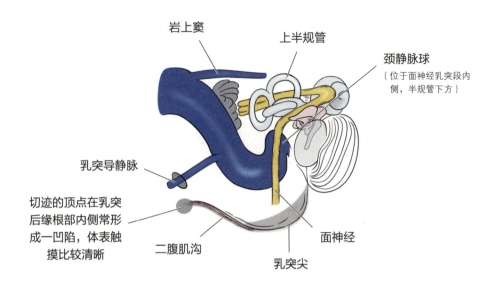

图8-40 乙状窦前入路中的Trautmann三角

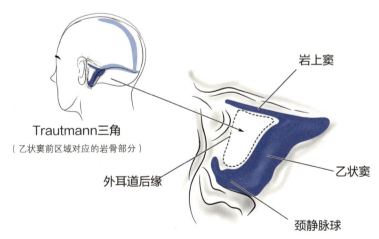

图8-41 Trautmann三角的构成

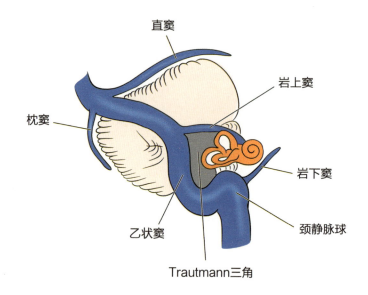

图8-42 颞骨岩部的Kawase三角和Trautmann三角

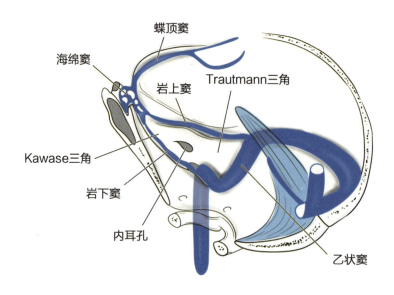

图8-43 乙状窦前、后联合入路

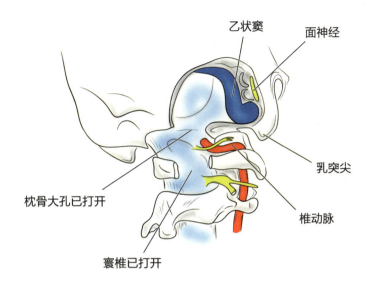

图8-44 重要结构表面颅骨去除的"蛋壳化"技术

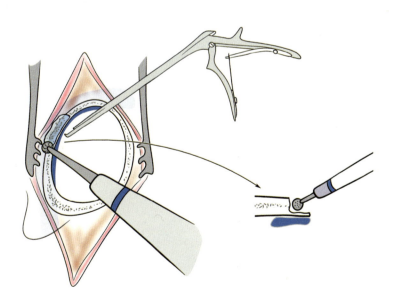

图8-45 小脑幕与小脑上部视角

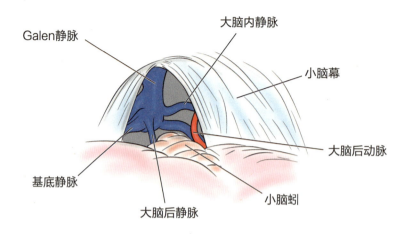

图8-46 小脑幕与小脑上部的放大视角

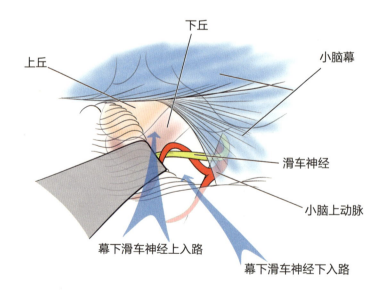

九、关颅

硬脑膜内操作完成后,幕下开颅手术要强调硬脑膜进行水密缝合,以减少术后脑脊液漏和皮下积液的发生。需修补硬脑膜时,可使用自体筋膜或人工硬脑膜。再次确认乳突气房处骨蜡封闭可靠。然后骨瓣还纳,予以固定,留置皮下引流管,自切口旁引出,分层缝合颈部肌肉和皮肤。

神经外科医生
的
手绘开颅术图谱

第 9 章 脑室穿刺及相关

脑室穿刺，以侧脑室穿刺为主，分为急诊手术和择期手术（图9-1）。急诊手术多为外引流，解决急性梗阻性脑积水和出血破入脑室等神经急症。择期手术多为脑脊液内引流，比如脑积水分流术、外引流转内引流。神经内镜下，第三脑室底造瘘可以视为脑脊液的颅内分流。

图9-1　脑脊液的两种基本引流方式

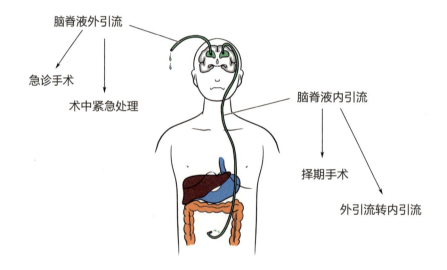

一、额角穿刺

侧脑室额角穿刺脑脊液引流是神经外科常用的一种治疗性手术，额角穿刺成功取决于两点：一是穿刺点的定位，二是穿刺的方向和角度。穿刺点定位容易做到，而穿刺的方向和角度不易掌握。

1. 常规额角穿刺

（1）定位　Kocher点（科赫点），位于正中矢状线旁开2～3cm（大约在瞳孔中线上），鼻根上约11cm（或眉间上10cm）；注意需位于冠状缝前至少1cm，以避免损伤中央前回（图9-2、图9-3）。

（2）定向　冠状面上，穿刺方向依次指向同侧内眦、鼻根和对侧内眦（图9-4），矢状面上，穿刺方向指向同侧耳屏前（图9-5）。

（3）深度　硬脑膜下方5cm，或颅骨外表面下方6～6.5cm（图9-5）。

另外，关于额角穿刺时正中矢状线旁开2～3cm，具体选择距离需依据影像进行测量，这样更准确（图9-6）。

2. 术中额角穿刺

（1）Paine点（潘恩点）　自前颅底与外侧裂起做等腰直角三角形，边长约2.5cm，顶点即为Paine点（图9-7）；该点提供了进入侧脑室额角的路径。硅胶引流管平行于前颅底，与脑表面垂直穿刺约5cm深，见脑脊液流出后，将引流管固定于周围硬脑膜；达到脑组织塌陷并提供足够的操作空间后，夹闭引流管，并记录术中脑脊液引流量。手术结束后，将引流管在切口旁引出，做术后引流。Paine点额角穿刺法安全且可靠，常用于翼点入路的动脉瘤手术，术后还可以通过引流管行冲洗治疗，以防止动脉瘤性蛛网膜下腔出血后的血管痉挛。

（2）改良Paine点　为了避免Paine点穿刺损伤Broca区功能，对Paine点穿刺进行了改良。改良Paine点比Paine点高1cm（图9-8），更远离Broca区，从脑表面计算进针4～5.5cm即可进入额角。

图9-2 侧脑室不同部位穿刺示意图

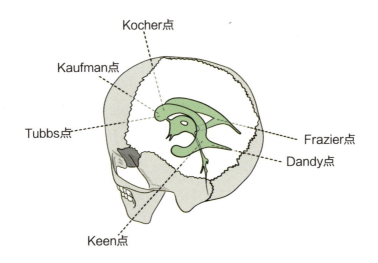

图9-3 侧脑室额角穿刺的Kocher点定位

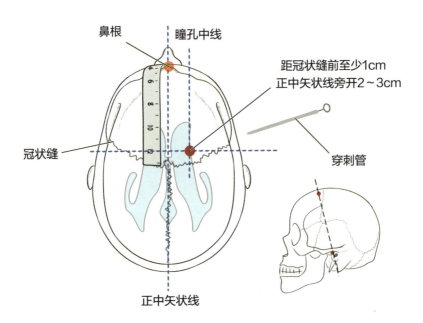

图9-4 侧脑室额角Kocher点的穿刺方向和深度

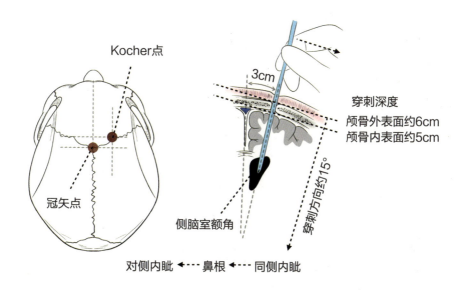

图9-5 侧脑室额角穿刺术

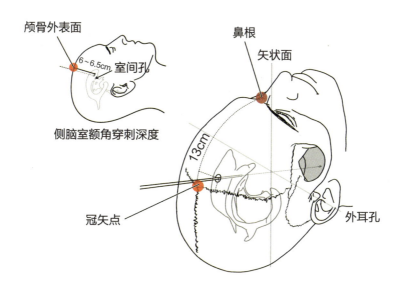

图9-6　基于头颅CT的正常压力性脑积水的额角穿刺

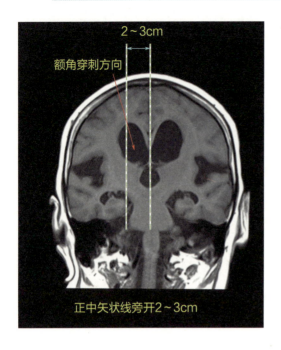
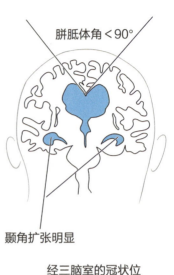

图9-7　翼点入路术中的侧脑室额角穿刺术

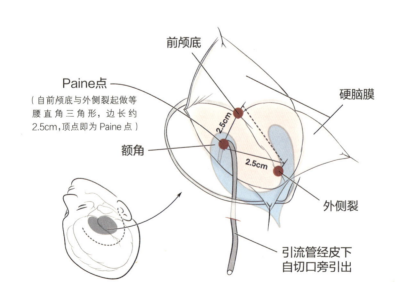

图9-8　Paine点和改良Paine点的具体定位

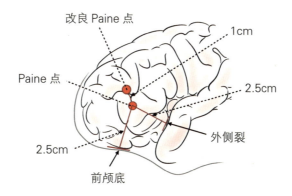

二、三角区穿刺

Keen点：位于耳廓最高点上方和后方2.5～3cm处，应垂直于皮质，并向颅顶稍倾斜，深度4～5cm（图9-9）。

三、体部穿刺

（1）Frazier点　位于枕外隆凸上方6cm、中线旁开3～4cm处。其穿刺方向指向对侧内眦上方4cm，深度约5cm时达到枕角，再进5cm，将其置于同侧侧脑室体部（图9-10）。

（2）Dandy点　位于枕外隆凸上方3cm、中线旁开2cm处。其穿刺方向指向眉间上方2cm，深度4～5cm时达到同侧侧脑室体部（图9-11）。

图9-9　**侧脑室三角区Keen点穿刺术**

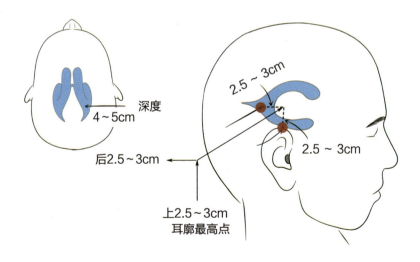

图9-10　Frazier点侧脑室体部穿刺术

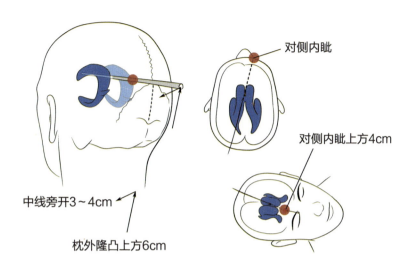

对侧内眦

对侧内眦上方4cm

中线旁开3~4cm

枕外隆凸上方6cm

图9-11　Dandy点侧脑室体部穿刺术

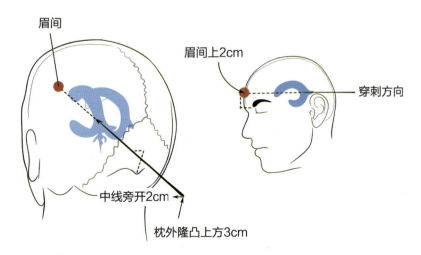

眉间

眉间上2cm

穿刺方向

中线旁开2cm

枕外隆凸上方3cm

四、颞角穿刺

（1）Sanchez点　位于枕外隆凸上方5.6cm、中线旁开2.7cm处。其穿刺方向与矢状面呈5°，眦耳线上方30°，深度9～10cm时到达同侧侧脑室的颞角（图9-12）。

（2）经颞叶穿刺　通常采用耳廓与头皮在颧弓根部的附着点上方1cm与前方1cm作为穿刺点。导管垂直于矢状面，深度约5cm时进入脑室的颞角（图9-13）。

图9-12　侧脑室颞角穿刺术

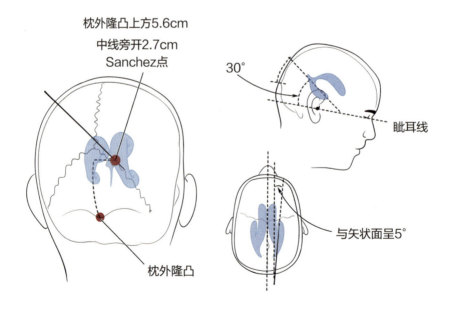

图9-13 经颞叶侧脑室颞角穿刺术

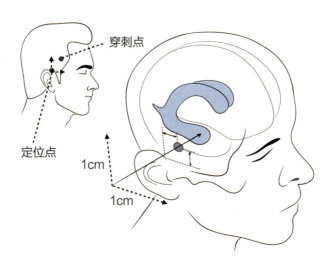

五、枕角穿刺

以枕外隆凸上6.0cm、中线旁开3cm为穿刺点；穿刺方向有指向眉间和同侧眶上缘中点等，穿刺方向朝向眉间的成功率高于指向同侧眼眶上缘中点，穿刺深度为5cm（图9-14）。

六、脑室外引流的后续处理

脑室外引流常用于颅内出血、肿瘤压迫和颅脑外伤等原因引起的急性脑积水并颅高压的临时治疗，也用于颅内压监测及脑室内出血（出血破入脑室）和颅内感染的辅助治疗。脑室外引流管留置一段时间后，依据后续病情主要有两种处理方式：直接拔除和转为内引流（图9-15）。

图9-14　侧脑室枕角穿刺术

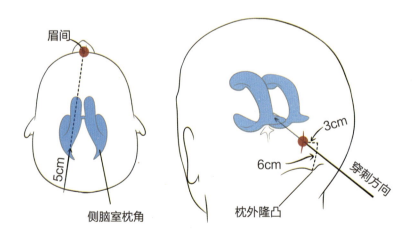

图9-15 **脑室外引流的后续处理方式**

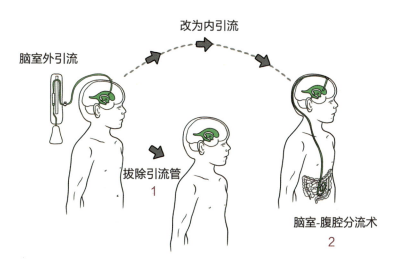

七、脑积水的治疗

1. 脑室 – 腹腔分流术

脑室-腹腔分流术是治疗脑积水最常用的手术方式。分流只是将脑脊液流向其他部位,一旦这个分流装置失效,还会出现脑积水,所以分流手术不是治愈脑积水(图9-16、图9-17)。脑室-腹腔分流术适用于交通性和梗阻性脑积水。

2. 第三脑室底造瘘术

第三脑室底造瘘术是一种使用神经内镜治疗梗阻性脑积水的微创手术。首选右侧Kocher点,将神经内镜伸入侧脑室,再通过室间孔进入第三脑室;在双侧乳头体和漏斗隐窝间的无血管区造5～10mm大小瘘口,以缓解梗阻性脑积水,即人为制造出一个脑脊液循环通路,将第三脑室里面的脑脊液引向桥前池,可以视为颅内脑脊液分流(图9-18)。

图9-16 儿童脑积水的两种治疗方案

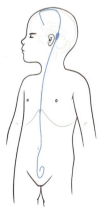
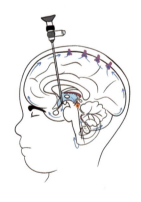

脑室-腹腔分流术　　　　　　第三脑室底造瘘术

图9-17　成年人脑积水的分流手术

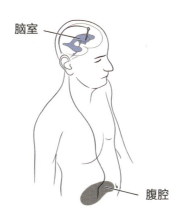

图9-18　成年人梗阻性脑积水的第三脑室底造瘘术

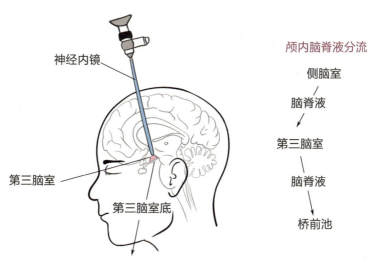

在双侧乳头体和漏斗隐窝间的无血管区造0.5~1cm大小瘘口

八、侧脑室内病变的开颅手术

侧脑室位于大脑半球的深部,左、右各一,呈"C"形室腔,内衬室管膜,腔内充满脑脊液。两侧脑室借正中矢状界板分开,称透明隔。侧脑室内病变,建立手术通道的要求:

① 最低程度的脑组织侵袭或牵拉;

② 最佳的操作空间;

③ 可视情况下观察深部病灶。

不同类型的病变,即使大小接近,但因质地和血供不同,需要不同的骨窗大小(图9-19)和硬脑膜内操作通道(图9-20)。

图9-19 侧脑室内病变手术切口和骨窗大小

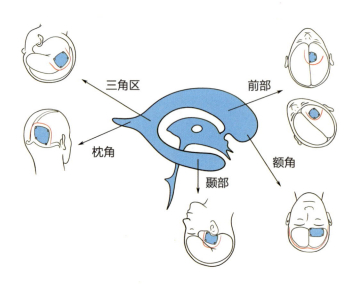

图9-20 侧脑室内病变手术硬膜内操作通道

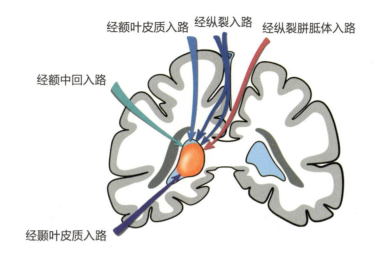

第9章 脑室穿刺及相关

参考文献

[1] 马克·S.格林伯格，等.神经外科手册 [M].赵继宗，译.9版.南京：江苏凤凰科学技术出版社，2021.

[2] 雷米·纳德尔，等.神经外科手术技巧 [M].黄楹，任贺成，译.天津：天津科技翻译出版有限公司，2020.

[3] Laligam N. Sekhar, Richard G. Fessler.神经外科手术技术图谱 [M].王硕，译.2版.济南：山东科学技术出版社，2020.

[4] Luzzi S, Giotta Lucifero A, Bruno N, et al. Pterional Approach [J]. Acta Biomed, 2022, 92(S4): e2021346.

[5] Ong V, Brown NJ, Pennington Z, et al. The Pterional Keyhole Craniotomy Approach: A Historical Perspective [J]. World Neurosurg, 2023, 179: 77-81.

[6] Signoretti S, Pescatori L, Nardacci B, et al. Supraorbital Keyhole Versus Pterional Approach: A Morphometric Anatomical Study [J]. Acta Neurochir Suppl, 2023, 135: 119-123.

[7] Dziedzic TA, Abhinav K, Fernandez-Miranda JC. Subtemporal Approach and Its Infratentorial Extension: Review and a Comparative Analysis of Different Techniques [J]. J Neurol Surg B Skull Base, 2022, 84(1): 89-97.

[8] Basma J, Anagnostopoulos C, Tudose A, et al. History, Variations, and Extensions of the Retrosigmoid Approach: Anatomical and Literature Review [J]. J Neurol Surg B Skull Base, 2021, 83(2): e324-e335.

[9] Rodriguez Rubio R, Xie W, Vigo V, et al. Immersive Surgical Anatomy of the Retrosigmoid Approach [J]. Cureus, 2021, 13(6): e16068.

[10] Graffeo CS, Peris-Celda M, Perry A, et al. Anatomical Step-by-Step Dissection of Complex Skull Base Approaches for Trainees: Surgical Anatomy of the Retrosigmoid Approach [J]. J Neurol Surg B Skull Base, 2021, 82(3): 321-332.